Carst G. Dahn

Sinn und Unsinn in der Medizin

Carst G. Dahn

Sinn und Unsinn in der Medizin

Grundlagen des Heilpraktikers

MZ-Verlag

Die Deutsche Bibliothek - CIP-Einheitsaufnahme

Dahn, Carst G.:

Sinn und Unsinn in der Medizin : Grundlagen des
Heilpraktikers / Carst G. Dahn. - 4. Aufl. - Buch
Nordheide : MZ-Verl., 1995

ISBN 3-89240-084-9

4. Auflage Januar 1995

© 1995 by MZ-Verlag Harald Schicke

Satz: MZ-Verlag, Buchholz in der Nordheide
Druck: Printshop, Strullendorf

MZ-Verlag Harald Schicke, Postfach, 21244 Buchholz,
Telefon und Fax 0 41 83/46 53 (automatische Umschaltung)

ISBN 3-89240-084-9
ISBN 3-7699-0347-1 der 3. Auflage

Inhalt

Die Situation

– Der standesbewußte Arzt lehnt jede Zusammenarbeit mit einem Heilpraktiker ab, weil ihm seine Berufsehre am wichtigsten ist.[1]

– Der verantwortungsbewußte Heilpraktiker begrüßt jede Zusammenarbeit mit dem Arzt, weil ihm die Gesundheit des Patienten am wichtigsten ist.

---

1. Es ist leider so, daß die Standesregeln der Ärzte nach wie vor die Zusammenarbeit mit einem Heilpraktiker ablehnen.
Es ist aber auch festzustellen, daß mancher Arzt dieselbe als überholt betrachtet und es als selbstverständliche Pflicht ansieht, im Interesse des Patienten auch mit dem Heilpraktiker zusammenzuarbeiten oder zumindestens dessen Arbeit zu akzeptieren und zu respektieren.
In der Zusammenarbeit zwischen Heilpraktikern und Ärzten in der täglichen Arbeit gibt es durchaus auch Positives zu berichten, leider noch viel zu wenig.

Vorwort zur Neuauflage

Liebe Leserin, lieber Leser,

das Buch vom Kollegen Dahn „Sinn und Unsinn in der Medizin" lernte ich bereits in den ersten Tagen meiner schulischen Heilpraktikerausbildung, dies liegt jetzt rund 20 Jahre zurück, kennen. Damals und auch noch in späteren Jahren wurde dasselbe automatisch als Pflichtlektüre dem Fern-Seminar-Studium des „Bildungs- und Gesundheitszentrum" beigefügt. Kollege Dahn ist der Verfasser des ersten Fern-Seminar-Lehrgangs dieses Institutes. Ihm verdanken wir u. a. auch das heute jedermann bekannte Japanische Heilpflanzenöl.

Zur damaligen Zeit verstand ich vieles noch nicht, was Kollege Dahn in diesem Büchlein in kompakter Form niedergeschrieben hat. Manches erschien mir übertrieben, manches wollte ich nicht so recht glauben und manches erschien mir durch eine gefärbte Brille gesehen. Auch mir fiel, wie manchem anderen Leser, die in manchen Passagen sehr hart erscheinende Haltung in manchen Fragen auf.

Erst im Laufe der Zeit und der Jahre meiner Ausbildung, der eigenen Praxistätigkeit, der aktiven Mitwirkung in Berufs- und Medizinalpolitik sowie Berufsverbandsleben begriff ich manches und erkannte, wie Recht Kollege Dahn in vielen Fragen hatte und hat. Erst später erkannte ich, daß Kollege Dahn in vielen Bereichen so sein mußte, wie er war.

Gewiß, Kollege Dahn ging mit seinen Widersachern, oder besser gesagt, den Widersachern des Heilpraktikerberufsstandes nicht immer sanft um. Diplomatie schien für ihn nicht in jedem Falle das Mittel der Wahl zu sein und in mancher Frage zeigte er sich auch kompromißlos. Diese seine oft sehr scharfe Seite fiel bei manchem Leser und mancher Persönlichkeit nicht gerade auf Wohlwollen.

Wer aber die Geschichte der Naturheilkunde, die Geschichte des Heilpraktikerstandes, die Anfeindungen, denen sich der Berufsstand immer ausgesetzt sah, das berufspolitische, das medizinalpolitische und verbandspolitische Geschehen kennt, weiß, daß es Kämpfer in der Art des Kollegen Dahn geben mußte und auch in der Zukunft geben muß, um im Endeffekt Positives zu bewegen, auch wenn Dank nicht immer der Lohn ist.

Kollege Dahn war ein Verfechter für die Naturheilkunde und unseren Berufsstand. Dafür sollte ihm unser Dank für immer sicher sein.

Ich hatte das Glück und die Freude, Kollegen Dahn, der viel zu früh von uns gegangen ist, während meiner Ausbildung und im Anfang meiner Praxistätigkeit noch zu sehen und zu hören.

Als ich hörte, daß „Sinn und Unsinn in der Medizin" nicht mehr aufgelegt wurde, konnte ich mich hiermit nicht abfinden. Gerade weil das eine oder andere, was Kollege Dahn niedergeschrieben hat, zur kontroversen Diskussion anregen kann und wegen der zahlreichen grundsätzlichen Aussagen sollte dieses von einem Heilpraktiker für Heilpraktiker und darüber hinaus geschriebene Buch und dessen Inhalt nicht in Vergessenheit geraten.

So setzte ich mich mit den Erben und deren Rechtsvertreter in Verbindung, um eine Neuauflage zu erwirken. Nach entsprechenden Verhandlungen konnte erreicht werden, daß die Rechte für eine Neuauflage erworben wurden.

Die Neuauflage erfolgte ohne inhaltliche Veränderung und wurde lediglich mit einigen Anmerkungen versehen.

Ich wünsche der Neuauflage eine weitere große Verbreitung und hieraus resultierende Denkanstöße bei vielen Leserinnen und Lesern.

Möge hierdurch das Andenken an einen großen Kämpfer für den Berufsstand der Heilpraktikerinnen und Heilpraktiker gewahrt bleiben.

Bernd R. Schmidt, Heilpraktiker
Vorsitzender ‚Freie Heilpraktiker e.V.'

In Memoriam:

Carst G. Dahn
Heilpraktiker
geboren 4.6.1924 - gestorben 10.09.1977

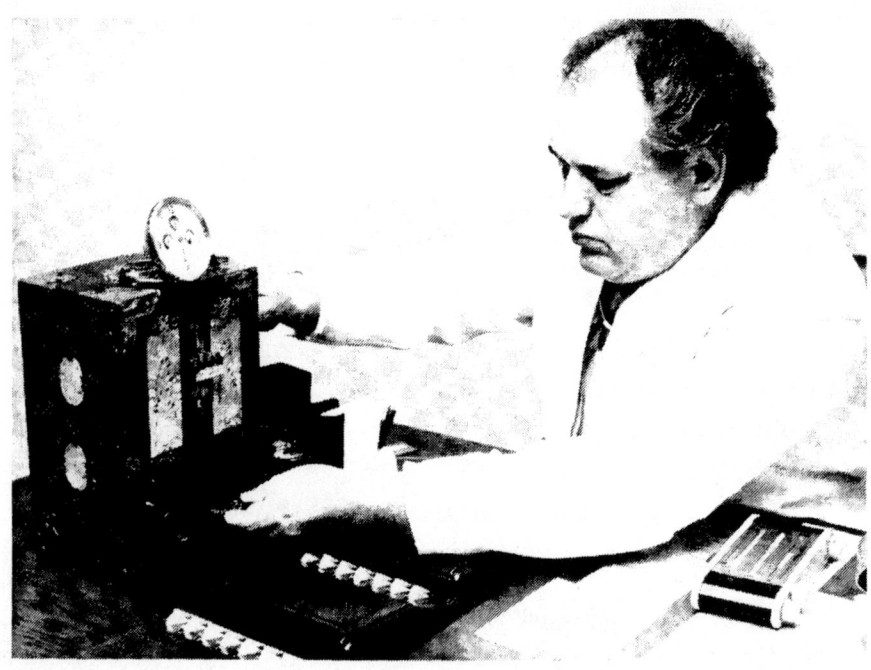

Nach der Mittleren Reife Kaufmann-Ausbildung in einem Verlagshaus; 1940 durch Begabtenprüfung Anstellung als Schriftleiter in Ausbildung in einem Verlag; 1941 bis 1943 nebenberufliches Studium der Psychologie als Schüler von Prof. Dr. E. Knowls; 1943 Einberufung und Ausbildung zum Fallschirmjäger; 1944 als Soldat Verlust des rechten Beines; 1945 Schriftsteller und Journalist, freiberuflich Kulturredakteur einer Berliner Tageszeitung; 1947 Leiter der Abteilung „Unterhaltung" im Berliner Rundfunk. Nebenberuflich Besuch einer Regieschule. Leiter der Hauptabteilung „Künstlerisches Wort", Regisseur, Autor; 1951 Produktionsdirektor und Chefregisseur am Fernsehzentrum Berlin; 1953 Flucht nach Westberlin, freiberufliche Tätigkeit als Psychologe, Psychotherapeut, öffentliche Vorträge, Veröffentlichungen; 1957 Prof. Experiment. Psychologie, Italien;

ab 1958 Ausbildung Heilpraktiker-Fachschule; Dezember 1959 Abschluß-prüfung der Fachschule bestanden; 1960 Behördliche Erlaubnis; 1960 Großoffizier des ital. Antares Ordens, Gründung des med. Lehr- u. For-schungsinstitutes „Dahn-Studio", an dem diverse Arzneispezialitäten und Behandlungsverfahren entwickelt wurden; 1965 Gründung der Dahn-Bio-tron GmbH, Verlag f. med. Grenzgebiete, 1. Vorsitzender der Arbeitsge-meinschaft Heilpraktiker, Vorstandsmitglied der Psychophysikalischen Forschungsgesellschaft, München, Landesbevollmächtigter der Arbeits-gemeinschaft gegen Behördenwillkür und Mißbrauch der Macht, Ham-burg; 1967 Mitbegründer und Vorstandsmitglied „Bundesverband Deut-scher Heilpraktiker" (BDH), Herausgeber und Chefredakteur der med. Fachzeitschrift Information, Prof. F. Mentalphysiologie am Paracelsus-In-stitut, Liechtenstein/Schweiz; 1968 President d' Honneur du Groupment National des Practiciens de la Medizine Libre; 1968 Prof. Metaphys. Eng-land; 1969 Prix Hippocrate, Soicété Francaise de Naturopathie; 1970 Se-nator, Int. Paracelsus-Akademie, Österreich; 1971 Docteur en Naturopa-thie, Quebec; 1971 Ehrenpräsident des Berufsverbandes Niedergelasse-ner Heilpraktiker; 1971 Ehrenritter des Tempelherren-Ordens; 1972 Prof. Naturopathie, Niederlande; 1973 Vizepräsident der Int. Gesellschaft für Naturheilverfahren, Genf.

Vorwort aus berufenem Munde

„Ganz erbost íst man, wenn neue Ideen von Nichtärzten geboren werden, von Leuten, deren Blick nicht umnebelt ist, die mit klarem Auge die Natur beobachten. Für solche Heilkundigen und deren Anhang hat man nur Achselzucken und kühle Verachtung. Man nennt sie unterschiedslos Kurpfuscher, obgleich Leute wie Prießnitz, Schroth, Kneipp zu ihnen gehören. Was sie lehrten, hielt man für marktschreierisches Geschwätz. Nur Meistersinger, Leute, die zur Zunft gehören, haben das Recht, gehört zu werden, aber auch nur dann, wenn ihre beabsichtigten Neuerungen nicht allzu umstürzlerisch sind.

In der Heilkunde bereitet sich ein gewaltiger Umsturz vor. Es geht gegen den althergebrachten Schlendrian, in dem Gift und Messer als Allheilmittel unbeschränktes Herrscherrecht ausüben. Deren Regiment ist hart und ungerecht, ihre Maßnahmen sind willkürlich und vielfach drakonisch. Geringes Abweichen vom Wege der Gesundheit – Unwohlsein oder leichte Erkrankung – wird oft durch unsinnige schematische Behandlung geahndet. Statt Besserung kann solcher Strafvollzug längeres Siechtum zur Folge haben. Die Verhängung der Todesstrafe wird zuweilen nur durch robuste Konstitution des Erkrankten verhindert. Es ist ein Hohn, wenn sich diejenigen, die solche Strafen vollziehen, Ärzte nennen. Sie vergewaltigen die Natur, indem sie ihr als „Schulmedizin" betiteltes Gesetzbuch durchaus falsch auslegen. Bei solcher Mißwirtschaft nehmen natürlich Krankheit und Elend kein Ende. Nur zuweilen sank die Sterblichkeitsziffer, wenn die „Vollstreckungsbeamten" – streikten."

Dr. med. Ludwig Sternheim

Die Fronten

Der Selbsterhaltungstrieb und die rein menschliche Nächstenliebe, diese beiden sind die Wurzel der Heilkunst überhaupt gewesen. Instinkte, zufällig gemachte Erfahrungen, einzelne dunkle Vorstellungen waren die einzigen Grundlagen der primitiven Heilversuche in unvordenklichen Zeiten, sie standen jedem zu Gebote. Das Reiben oder Drücken bei Schmerz, das Aussagen oder Befeuchten der Wunden, die Bedeckung derselben mit kühlenden Kräutern, das Herausziehen von Fremdkörpern, die Erfahrung und zweckbewußte Anwendung der brechenerregenden oder abführenden Wirkung gewisser Pflanzen, und so vieles andere ist uralten Ursprungs und Gemeingut aller Völker. Die Hilfe, welche die Mutter dem Kinde, das Weib dem Manne, die Stammesgenossen einander leisteten – darin sind die Anfänge der Heilkunst als allgemeiner menschlicher Betätigung zu suchen. Naturgemäß zeichneten sich manche Stammesgenossen durch größere Geschicklichkeit aus und wurden daher in schwierigen Fällen um Hilfe angegangen. – So entwickelten sich die ersten Naturheilpraktiker.

Bald aber schälten sich verschiedene Richtungen heraus. Während jene weiter ihren täglichen Arbeiten nachgingen, kamen Priester, die sich das ausschließliche Recht anmaßten, Kranke behandeln zu dürfen. Die Behandlung wurde ein Teil der religiösen Handlung. Und – wenn ihre Behandlung nicht half, schlich sich der Kranke zum alten „Heilpraktiker"...

Später jedoch trennte sich von den Priestern jene ab, die sich ausschließlich der Behandlung kranker Menschen widmeten. Der Arzttyp war geschaffen.

Dennoch – Griechen und Römer, bei denen der Arzt bereits einen hohen Stand einnahm, waren bei aller später einsetzenden Dekadenz Völker mit festem Willen zum Leben und nüchternem Sinne. Und hätte der naturheilkundige Volksmediziner nicht mindestens dasselbe geleistet wie die damals bekannte „Schulmedizin", so hätte er sich wohl nicht lange halten können.

Obwohl der Heilpraktiker heute zu den ausgesprochenen Mangelberufen[1] zählt (dank der Sperrmaßnahmen in der Hitlerzeit), *kann sich auch heute nur derjenige Heilpraktiker halten, der positive Heilungen aufweist.* In dem Augenblick, wo es der Schulmedizin gelänge, wirklich und in allen Fällen dem Heilpraktiker auch nur ebenbürtig zu sein, würden die Heilpraktiker verhungern, weil der Kranke sich dann kostenlos[2] mit Krankenschein vom Schulmediziner behandeln lassen würde. Das ist eine ganz logische Schlußfolgerung, zumal gerade das „Volk" eine sehr feine Nase dafür hat, ob ein Arzt oder Heilpraktiker wirklich etwas leistet oder nicht.

Wodurch ein Arzt oder Heilpraktiker die Kranken heilt, ist dem „Volke" schließlich gleichgültig, aber sowie ein Behandler[3] – mit oder ohne Titel – keinen Kranken mehr gesund macht, steht er bald ohne Patienten da.

Anders der Arzt. Wenn sich heute ein junger Doktor der Medizin niederläßt, hat er praktisch bereits ausgesorgt. Seine Standesorganisation und unser überaltertes Kassensystem garantieren ihm und seiner Familie vom ersten Tage an die wirtschaftliche Existenz, unabhängig von seinen Heilerfolgen.[4] (Nicht umsonst ist laut Statistik der Ärztestand innerhalb unserer Volkswirtschaft die bauwütigste und kapital-anlagefreudigste Berufs-

---

1. Die Zahl der Heilpraktikerinnen und Heilpraktiker hat sich in der Zwischenzeit kräftig erhöht, wie leicht in den Branchenfernsprechbüchern nachzulesen ist. Die Zahlen in den Ausbildungsstätten zeigen eine hohe Zahl Ausbildungswilliger.

Die Praxis zeigt, daß sehr viele, die das Ziel, die Erlaubniserteilung zur Ausübung der Heilkunde ohne ärztliche Bestallung, erreicht haben, den Beruf nicht sofort oder auch überhaupt nicht ausüben. Der Heilpraktikerberuf ist ein Beruf, der in erster Linie in selbständiger Tätigkeit ausgeübt wird, und nicht jedem liegt eine solche Tätigkeit.

Besonders hervorzuheben ist, wie auch von Kollegen Dahn an dieser Stelle dargelegt, daß nur die Heilpraktikerin/der Heilpraktiker sich dauerhaft halten kann, die/ der entsprechende Erfolge aufweisen kann. Wenn von Erfolgen gesprochen wird, dann Erfolge aus ganzheitlicher und naturheilkundlicher Sicht.

Hierzu gehört nicht nur ein entsprechendes fachliches Wissen, sondern auch und insbesondere spezifische Eigenschaften wie Nächstenliebe, Hineindenken in den anderen Menschen mit all seinen Freuden und Leiden, Fingerspitzengefühl, Menschenkenntnis, individueller Umgang mit den Menschen sowie eine gehörige Portion Intuition.

2. Dies würde bedeuten, daß dann der Arzt Heilpraktiker im wahrsten Sinne des Wortes wäre und Schulmedizin gerade nur dann anwenden würde, wenn es eben nötig ist. Hiermit ist ganz sicher nicht zu rechnen.

Allerdings schreiben sich immer mehr Ärzte Begriffe wie Naturheilverfahren, Homöopathie, Akupunktur usw. auf ihr Praxisschild, und immer mehr Studenten widmen sich auch der Naturheilkunde. Dies bedeutet einen verschärften (sicher auch gesunden) Konkurrenzdruck aus der Ärzteschaft.

Es ist allerdings auch festzustellen, daß viele Ärzte die Naturheilkunde nur mit halbem Herzen betreiben und so ganz nebenbei neben der Schulmedizin bzw. aus schulmedizinischer Sicht organbezogen, was letztlich der Naturheilkunde schaden könnte.

gruppe.) Ein Heilpraktiker, der heute seine Praxis eröffnet, erhält keinerlei Unterstützung und benötigt mindestens ein Jahr[5], bis sich seine Erfolge derart herumgesprochen haben, daß er von seiner Tätigkeit auch leben kann.

Hätten wir in der Bundesrepublik tatsächlich eine absolute Kurierfreiheit, d. h. auch freie Wahl des Behandlers auf Krankenschein, so mancher Behandler mit Doktortitel müßte sich einen anderen Beruf suchen, jedoch kein einziger[6] der heute praktizierenden Heilpraktiker.

Unsere Gegner argumentieren:

„Die Erfolge der Heilpraktiker haben zumeist ihre Ursache in der suggestiven Kraft, die von ihm ausgeht, oder in der Autosuggestion des Kranken, der eben fest an die Wundermittel glaubt."

Das mag schon eine gewisse Rolle bei unseren Erfolgen spielen. Aber, so fragen wir, ist der Titel: Doktor, Professor, Chefarzt, Sanitätsrat, Medizinalrat nicht auch imponierend, übt er nicht auch auf viele Kranke eine große suggestive Kraft aus? Wer es sich leisten kann und überhaupt noch Vertrauen zur Schulmedizin hat, geht lieber zum Herrn Professor in die Stadt als zum einfachen Landarzt.

---

3. Das gilt auch heute noch. Wobei „gesund" aber auch gesund sein muß und nicht „scheinbar gesund", wie dies häufig der Fall ist. Es soll keine Unterdrückungs-„heilung" sein.
Der Patient ist heute auch kritischer geworden und achtet vermehrt darauf, daß die Behandlung ohne Nebenwirkungen erfolgt. Für den Heilpraktiker gilt es in besonderer Weise, daß er vom Erfolg abhängig ist, daß er Heilungserfolge aufweisen kann, daß er sich des Patienten in besonderer Weise annimmt und daß er den Patienten auch in den Fällen, in denen eine Heilung nicht mehr möglich ist, in besonderer Weise führt und der Patient die notwendige Zuwendung findet.
4. Die Situation hat sich zwar geändert, da auch innerhalb der Ärzteschaft der Konkurrenzkampf größer geworden ist und es zahlreiche arbeitslose Ärzte gibt. Vom Grundprinzip hat diese Aussage jedoch immer noch Gültigkeit.
5. In der Regel reicht heute ein Jahr nicht mehr aus. Es muß oft mit einer Durststrecke von einem bis drei Jahren gerechnet werden. Dies hängt jedoch von sehr vielen individuellen Faktoren ab.
6. Aufgrund des derzeitigen Gesundheitssystems mit seinen negativen Auswirkungen lehnen die Berufs- und Fachverbände der Heilpraktiker heute die „Zulassung zu gesetzlichen Krankenkassen" ab. Die Mehrheit ist davon überzeugt, daß dies ebenfalls zu einer negativen Entwicklung in Heilpraktiker-Praxen führen muß, so wie dies bei Arztpraxen der Fall ist.

Sinn und Unsinn in der Medizin

Die Vertreter der offiziellen Schulmedizin arbeiten also ebenfalls (wenn auch ungewollt) mit Suggestion. Der Nimbus profunder Gelehrsamkeit eines Universitätsprofessors oder eines Spezialisten, die auf den Laien z. T. unheimlich wirkenden unzähligen Apparate und Instrumente, dazu das bedächtige Gemurmel in einer dem Laien unverständlichen Sprache, sie wirken doch auch mächtig suggestiv auf den Menschen ein. Daran ist kein Zweifel. Und trotzdem kommt es immer wieder und täglich vor, daß nach allem vergeblichen Mühen seitens der Hochschulmedizin der Patient vom Heilpraktiker einige homöopathische Tropfen verordnet oder ein paar Akupunkturnadeln angesetzt bekommt und (nicht selten schlagartig) geheilt wird. Man komme uns daher nicht mit dem Schlagwort Suggestion...Besonders nachdem die Schulmedizin seit über 100 Jahren redlich das ihre getan hat, dem Volke allen Glauben an die gerade vom Heilpraktiker vertretenen Richtungen zu nehmen oder wegzusuggerieren. (Hier sei nur an die Ring-Vorlesungen gegen Homöopathie erinnert, die an der Bonner Universität stattfanden.)[7]

Dennoch nennen sich heute viele Ärzte „Facharzt für Homöopathie". Sie verschweigen dabei aber bescheiden, daß an keiner einzigen Universität in der Bundesrepublik Homöopathie gelehrt wird.[8] Sie verschweigen schamhaft, daß es ohne den Heilpraktikerstand heute keine Homöopathie geben würde. Denn wir und unsere Freunde waren es, die diese Wissenschaft vor dem Vergessen bewahrten. Von der Schulmedizin wurde sie ja verlacht und verspottet und der geniale Samuel Hahnemann fast bis an den Rand des Wahnsinns getrieben.

Oder – denken Sie an den Pfarrer Kneipp, an den Bauern Prießnitz, an den Fuhrmann Schroth. Man lachte sie zur Lebzeiten aus, verfolgte sie mit

---

7. Mittlerweile bestätigen auch wissenschaftliche Forschungen die Wirksamkeit von Therapien, die in der Vergangenheit als Suggestion abgetan wurden. Und trotzdem wird mit derartigen Schlagworten nach wie vor gearbeitet. Sowohl Akupunktur als auch Homöopathie und andere Verfahren haben mittlerweile auch ihren Platz in mancher Klinik und an mancher Hochschule gefunden.
8. Wie zu Anmerkung 8 bereits festgestellt, hat sich dies teilweise geändert, wenngleich in manchen Bereichen wiederum zu wissenschaftlich gedacht und gehandelt wird. Nach wie vor wird aber verschwiegen, daß es insbesondere der Heilpraktikerstand war, der die Homöopathie durch alle schweren Zeiten hindurch weiter angewandt hat und sich durch nichts hat beirren lassen. Heute heißt es aus ärztlichen Kreisen, daß aber die Homöopathie nur in die Hand des geschulten Arztes gehören würde.

unversöhnlichem Haß und sperrte sie ein, man: die Hochschulmedizin. Und heute? Heute werden die Entdeckungen und Methoden dieser echten Heilpraktiker an den gleichen Hochschulen als Selbstverständlichkeiten gelehrt. Nur – die Bekämpfung der Heilpraktiker ist geblieben...

Hier sei jedoch nicht verschwiegen, daß – zum Ärger der Medizinpäpste – immer mehr Ärzte „klammheimlich" in ihrer Schreibtischschublade z. B. eine Tabelle für Augendiagnostik liegen haben und sie mehr oder weniger offen benutzen. In von Heilpraktikern durchgeführten Lehrgängen über Augendiagnostik sitzen bereits fast mehr Ärzte als Kollegen auf den Zuhörerbänken! Und welcher Heilpraktiker kennt nicht jene Fälle, in denen sich Ärzte von Patienten, denen ein Heilpraktiker geholfen hatte, die Rezepte geben lassen und abschreiben, um dann in ähnlichen Fällen die gleichen Dinge zu verordnen. Götzendämmerung?

Man wirft uns ferner vor, wir würden durch mangelhaftes Wissen Schaden anrichten, und wenn die Medizinalbehörde nicht sehr wachsam wäre, würde dem „albernen Volke" schwerer Schaden an seiner Gesundheit erwachsen.

Gewiß, das mag in einzelnen Fällen durchaus zutreffen, denn Stümper gibt es in jedem Berufe. Nur – der Heilpraktiker hat keine „Ehrengerichte" und „Standesgerichte", in denen derartige Fälle unter sorgfältigem Ausschluß der Öffentlichkeit ganz unter Kollegen „bereinigt" werden. Muß man erst an die unzähligen Fälle von Medizinalvergiftungen erinnern, die durch den Ausüber der Schulmedizin noch heute am laufenden Bande vorkommen? Man denke nur an die vielen Todesfälle, die seinerzeit die unrichtige Anwendung des Salvarsans und heute die der Antibiotika auf dem Gewissen hat![9] Der Laie muß glauben, was auf dem Totenschein steht, selbst bei dem bekannten Tod durch „Herz-Kreislaufschwäche". Die Frage nach dem Warum durchdringt nur in den seltensten Fällen das verwobene Dun-

---

9. Man denke auch an die übertriebenen Cortison-Behandlungen mit ihren erheblichen Nebenwirkungen, wobei ausdrücklich festgestellt sein muß, daß auch von uns Heilpraktikern Cortison-Therapie, Antibiotika-Therapie und andere für die Fälle anerkannt werden, für die es wirklich notwendig ist, und daß diese Mittel hervorragende Entwicklungen sind und manches Leben retten helfen. Verwiesen sei auch auf die häufig leichtfertige und übertriebene Anwendung von Digitalis-Präparaten in Fällen, in denen es nicht nötig ist. Verwiesen sei beispielsweise auch auf die schweren Folgen bei der „Behandlung" der weiblichen Brust (Schönheitschirurgie, Silikon), die schließlich von Ärzten durchgeführt wurden.

kel der Medizinalbürokratie. Und dennoch vergeht kaum ein Monat, in dem nicht eine haarsträubende Meldung die Öffentlichkeit empört. Einzelerscheinungen? Bedauerliche Kunstfehler? – Aber den staatlich anerkannten Berufsstand des Heilpraktikers darf anscheinend jeder pauschal und ungestraft in Presse, Rundfunk und Fernsehen beschimpfen und verleumden.[10]

Verantwortungsbewußtsein und Standesehre?
[11]

Der Heilpraktiker

hat in Jahrhunderten immer wieder den Beweis erbracht – und dies wird auch von unseren schärfsten Gegnern anerkannt –, daß er Kranke gesund machen kann. Millionen Patienten und Freunde bestätigen dies immer wieder Tag für Tag. So denkt nicht nur „das Volk", sondern in ständig wachsendem Maße auch ein großer Kreis von Wissenschaftlern, Medizinern und anderen, zu solchen Urteilen befähigten Leuten. Dabei stehen dem Heilpraktiker keine wohleingerichteten Institute, keine Forscher zur Verfügung, die mit einem Stab von staatlich bezahlten Mitarbeitern dem oder jenem medizinischen Problem ihre Lebensarbeit widmen konnten. *Die Pioniere der Heilpraktiker*, auf deren Erkenntnisse und Entdeckungen *wir stolz sind*, mußten immer und ausnahmslos Sonntage und Nächte ihrer

---

10. Es ist festzustellen, daß es auch zahlreiche positive Veröffentlichungen in den Medien zugunsten der Heilpraktikerinnen und Heilpraktiker gibt. Zahlreiche Ärzte meinen auch heute noch, die Abschaffung des Heilpraktikers fordern zu müssen, weil dieser eine Gefahr sei, weil dieser nicht genügend ausgebildet sei usw. usw. Sollten diese nicht lieber den Ast im eigenen Auge sehen, als den Dorn/das Dörnchen im Auge des anderen? Wie ist es denn darum bestellt, daß Ärzte z. B. Antibiotika verschreiben, obwohl sie wissen, daß es im betroffenen Fall nicht wirken, sondern sogar schaden kann. Und dann sogar noch, weil Patienten es wünschen (Sendung Fakt, I. Programm ARD, November 94).
11. Die an dieser Stelle kurzen politischen Anmerkungen über Ärzte im „Dritten Reich" (1933-1945) wurden fortgelassen, da diese ohne ausführliche Erläuterungen gerade von der jüngeren Generation nicht mehr nachvollzogen werden können und zum anderen in der heutigen Zeit nicht mehr pauschal auf die Ärzteschaft angewandt werden sollten und können. Im Interesse des Patienten muß eine Annäherung zwischen Ärzten und Heilpraktikern als wichtiges Ziel angestrebt werden.

Forschungsarbeit opfern und die Kosten aus der eigenen Tasche zahlen. Sie mußten daher Idealisten sein.

Idealisten sind keine Fanatiker. Und schon aus diesem Grunde wird kein Heilpraktiker zum prinzipiellen Gegner des Arztes. Wir wissen durchaus die Erkenntnisse der medizinischen Wissenschaft zu würdigen und kennen zahllose Beispiele, in denen Ärzte bis zur Selbstaufgabe ihrem Nächsten dienten. Bezeichnenderweise findet man auch stets bei jenen Vertretern der Schulmedizin Aufgeschlossenheit und Diskussionsbereitschaft, bei denen sich fundiertes Fachwissen mit geistiger Reife vereint. Wie es aber gewisse Ärzte gibt, die ihre Wissenslücken mit strammer Haltung dem Patienten gegenüber verdecken, handelt es sich bei unseren ärztlichen Gegnern allermeist um mittelmäßige Praktiker, die sich nur mit Hilfe der Zwangsversicherungsanstalten oder eines staatlichen Postens über Wasser halten können. Ihnen und Ihren Patienten gilt unser Bedauern.

Jenem Wissenschaftler oder Arzt jedoch, dem es in erster Linie um den kranken Menschen geht, gilt unsere ganze Hochachtung!

Arzt und Heilpraktiker

Ein Heilpraktiker kann niemals den Arzt ersetzen. Ein Arzt kann jedoch auch niemals den Heilpraktiker ersetzen; denn beide wirken auf grundverschiedenen Ebene, ja denken und leben in verschiedenen Welten.

Ein Heilpraktiker, der das nicht einsieht, ist größenwahnsinnig. Und ein Arzt, der das nicht begreift, muß die Verantwortung vor Gott und seinen Patienten tragen...

Wie ist das zu verstehen?

Nehmen wir als Beispiel den Werdegang eines praktischen Arztes. Jahrelang besuchte er Tag für Tag die Universität, wo ihm die anerkannt besten Vertreter seines künftigen Berufes ein durch Jahrhunderte der Forschung gewonnenes Wissen vermittelten. Ein wirklich gründliches Studium der riesigen Fachliteratur mußte von dem Studenten nebenbei bewältigt werden. Ausgedehnte praktische Arbeiten im Labor und am Seziertisch der Anatomie vervollständigten seine Kenntnisse. Während dieser Zeit mußte er in diversen Zwischenprüfungen beweisen, daß er sich dieses Wissen auch tatsächlich angeeignet hatte. Dann folgte die Praktikantenzeit, die Zeit als Assistenzarzt usw. usw. Hat er sich endlich als praktischer Arzt niedergelassen, so steht er Tag für Tag vor einer Fülle von Veröffentlichungen über jüngste Forschungsergebnisse, die er durcharbeiten und auswerten muß. Hinzu kommen Fachtagungen, Kongresse, es nimmt kein Ende. Und will er gar Facharzt werden, so tauchen noch größere Hürden auf.

Ja, der praktische Arzt unserer Zeit ist zu bedauern. Auf allen Spezialgebieten werden tagtäglich immer neue Erkenntnisse gewonnen, aus denen sich schließlich wieder neue Spezialgebiete entwickeln. Wie kann da der praktische Arzt noch Schritt halten? Kann er überhaupt noch selbst scheinbar harmlose Erkrankungen behandeln, da schon der nächste Spezialist mit seinen Methoden tiefgreifende Prozesse aufdecken oder zumindest den Patienten viel wirksamer behandeln könnte? Müßte er darum nicht – strenggenommen – jeden Fall dem zuständigen Spezialisten überweisen? Und in welchem Krankheitsfalle wären dann nicht gleich mehrere Spezialisten zuständig? Weiter, welcher Spezialist kann heute noch reinen Gewissens ein sicheres Urteil über einen Fall abgeben ohne die umfangreichen Untersuchungseinrichtungen, die den Kliniken (und oft nur wenigen) zur Verfügung stehen? Fragen, Fragen, mit denen der Arzt allein fertig werden muß.

Für den Heilpraktiker bleibt jedoch die Tatsache, daß der Arzt über ein Fachwissen verfügt, welches sich nicht einfach durch einen Blick in die Augen ersetzen läßt. Darum benutzt er jede sich bietende Möglichkeit, um die Erkenntnisse der modernen Medizin in den Dienst seines Patienten zu stellen. Er läßt im Bedarfsfalle Röntgenaufnahmen anfertigen, überweist den Patienten zum Facharzt und rät zur Operation, wenn es ihm erforderlich erscheint. Allerdings legt er bei derartigen Entscheidungen stets Maßstäbe an, die dem ärztlichen Denken fremd sind.

Wer sich in der Bundesrepublik als Heilpraktiker niederlassen will, muß eine behördliche Zulassungsprüfung ablegen. In dieser Überprüfung muß er vor allen Dingen den Nachweis erbringen, daß er nicht nur die einschlägigen Untersuchungsmethoden des Arztes beherrscht, er muß auch in der Lage sein, bedrohliche Krankheitszustände mit den gleichen Mitteln, die dem praktischen Arzt zur Verfügung stehen, rechtzeitig zu erkennen. Der behördlich zugelassene Heilpraktiker kennt daher ziemlich gut die Möglichkeiten, welche der Schulmedizin zur Verfügung stehen. Und er zögert nicht, diese Mittel einzusetzen, wenn er es für notwendig hält.

Was unterscheidet dann aber den Heilpraktiker vom Schulmediziner? Warum kann er immer wieder in jenen Fällen helfen und heilen, in denen jedes ärztliche Bemühen scheiterte?

Die Beantwortung dieser grundlegenden Frage soll die Aufgabe dieses Buches sein...

Wenn Wissenschaft Nichtwissen schafft...

„Und wenn so viel Teufel in den Hörsälen und Buchläden sich gegen mich widersetzten – als Zeichen und Zahlen zugunsten der falschen Lehren seit hundert Jahren verschwendet worden, so sollen sie mich doch nicht abhalten, laut zu bekennen, was ich für fruchtbar und dem Lebensgebrauch für ersprießlich halte." – Goethe –

Irgendwer hat es einmal gesagt: Die Geschichte der Wissenschaft ist die Geschichte ihrer Irrtümer. Das mag zwar für die Geschichte zutreffen, sagt jedoch nichts über den Charakter der Wissenschaft aus. Hat die Wissenschaft überhaupt Charakter? Wohl kaum, sie gleicht eher einer Dampfwalze mit Getriebeschaden und den Ambitionen eines Straßenmädchens. Eine groteske Mischung, die denn auch prompt entweder bösartige oder regelrecht alberne Produkte hervorbringt. Nur das Endergebnis bleibt sich gleich: Der Dumme ist stets der Laie, der seine Haut für die Produkte hinhalten muß – bis ein neuer Irrtum den alten ablöst.[12]

Heute bemüht man sich noch immer um die Aufrechterhaltung des Märchens von der „unpolitischen Wissenschaft", von dem weltabgewandten, verträumten Nurwissenschaftler, der einzig seiner Forschung lebt. Aber ein Neutron innerhalb der Negation ist undenkbar. Und wer nicht angesichts der Tatsachen seinen Hut nahm, wurde schuldig.

Bewältigte Vergangenheit?

Wer sich heute von dem in akademischen Festreden üblichen Gewäsch über Humanität und Ethik der Wissenschaften beeindrucken läßt, der beobachte in den Anatomischen Instituten unserer Universitäten die makabren „Scherze", die an den Seziertischen von den jungen „Ärzten von Morgen" mit Leichenteilen getrieben werden. Die Ehrfurcht vor dem Leben und vor der „Weihe des Todes", die dort oft praktiziert wird, reizt zum Erbrechen. Wie weit ist wohl der Weg von hier bis zu dem berüchtigten Lampenschirm aus der Haut eines tätowierten Menschen?

Während in Dachau Professor Hirt über „rationellere Methoden der Verwertung von Menschenkörpern" nachdachte, berechneten seine Kollegen

---

12. Die an dieser Stelle kurzen politischen Anmerkungen wurden mit der unter Anmerkung 12 bereits gemachten Begründung fortgelassen.

in den USA den größtmöglichen Effekt an Strahlungsschäden der Hiroshima-Bombe, berechneten in England Wissenschaftler meteorologischer Institute die günstigsten Daten für die vollkommen sinnlose Zerstörung Dresdens. So wundert es denn auch nicht, daß in der Zeit, in der man bei uns den kleinen Mann durch die Mühlen der Entnazifizierungskommissionen drehte, auf die Mordspezialisten besonders zukunftsträchtiger Disziplinen bereits hochdotierte Stellungen im Ausland warteten – mit allen akademischen Ehren natürlich. Und welchen Wert hat heute ein Menschenleben für den Wissenschaftler?

Urteilen Sie selbst: Bereits nach den ersten Atombombenexplosionen hatte man errechnet, daß jede Versuchsexplosion mindestens 15000 Tot- und Mißgeburten in der Welt erzeugt. Dieses Ergebnis steht einwandfrei fest und wurde niemals bestritten.

Und?

In den USA, in der UDSSR und in der Sahara stiegen immer neue Atompilze in den Himmel – pro Stück 15000 Tot- und Mißgeburten. Wer wird je die Schuldkonten dieser Massenmörder und ihrer Helfershelfer aufrechnen?

Hier noch ein Beispiel:

am 10.10.1957 gab es in Windscale-Nordengland Atom-Alarm. Durch Überhitzung kam es im Atomkraftwerk zu einer Kettenreaktion. Trotz aller modernen Großfilteranlagen entwich drei Tage lang radioaktiver Staub, der das umliegende Land überzog. Noch im 700 km entfernten Essen wurde eine starke radioaktive Welle registriert. Die Presse produzierte die üblichen Beruhigungslügen: Harmloser Betriebsunfall, keine Gefahr usw. Dann schwieg man sich einfach aus. Man verschwieg, daß mehrere Wochen lang in einem Gebiet von 200 Quadratmeilen allein Milch im Werte von 600000,- DM vernichtet werden mußte. Tiere gingen unter „mysteriösen Umständen" massenhaft ein. Kühe zeigten steilen Anstieg der Fehlgeburtenquote, Kälber wurden im mumifizierten Zustand geworfen. Dr. F. T. Madge von der zuständigen Gesundheitsbehörde nannte (nicht öffentlich) den Anstieg der angeborenen Mißbildungen beim Menschen in den folgenden zwei Jahren beängstigend. Noch nach zwei Jahren hatte sich der Pflanzenwuchs um Windscale nicht von der radioaktiven Verseuchung erholt.

Doch höre man hierzu besser Meinungen aus berufenerem Munde:

Sinn und Unsinn in der Medizin

„Für eine Handvoll Politiker und Techniker sind heute drei Milliarden Erdbewohner Versuchstiere, an denen ausprobiert wird, wieviel Radioaktivität sie vertragen." – Martin Niemöller –

„Sie möchten meine unabhängige Meinung hören über den Vorschlag der Regierung, in England Atomkraftwerke zu bauen: Ich halte diesen Vorschlag für wahnsinnig." – Prof. Dr. F. Soddy, Strahlenchemiker, Oxford (Nobelpreis) –

„Je näher am Werk, je größer die Kapazität und je mehr Brennstoff gelagert ist, desto gefährlicher. Das ist selbstverständlich." – Min. Dir. Dr. E. Schuster, Bundesforschungsministerium Bonn –

„Ich bin nicht dafür, daß elektrische Energie auf solch hirnverbrannter Basis erzeugt wird." – Sir R. Robinson, Prof. f. org. Chemie, Oxford (Nobelpreis) –

„Es besteht kein Zweifel daran, daß das radioaktive Material, das Atomkraftwerke ausstoßen, der menschlichen Rasse Schaden zufügen und die vermehrte Geburt von Kindern mit schweren körperlichen und geistigen Schäden verursachen wird. Ebenso bin ich der Überzeugung, daß schon kleine Mengen von Radioaktivität die Bildung von Krebs fördern." – Prof.-Dr. L Pauling, Chemiker, USA (2-facher Nobelpreis) –

„Die leicht mögliche Zerstörung eines Reaktors durch mechanisches oder menschliches Versagen oder bei Naturkatastrophen wirkt sich furchtbarer aus als eine Wasserstoffbombenexplosion." – Prof.Dr.E. Teller, Erfinder der Wasserstoffbombe –

„Ich kenne die Wahrheit und möchte nicht in einem Königsschloß wohnen, wenn vor meiner Tür ein Atomreaktor gebaut würde." – David E. Lilienthal, trat aus Gewissensgründen als 1. Vorsitzender der US-Atomenergie-Kommission zurück –

Unbestreitbare Tatsache ist es, daß in den Atomreaktoren Plutonium erzeugt wird. Plutonium jedoch ist das Rohmaterial für Atombomben. Die Behauptung, unsere Energiequellen würden versiegen, ist ein glatter Schwindel, trotz Ölkrisen. Hier die tatsächlichen Zahlen: Allein unsere Kohlenvorräte betragen gegenwärtig 4 Billionen Tonnen. Selbst bei einer Vervielfachung des Energiebedarfs würde diese Menge für die nächsten 500 Jahre reichen. (Weiteres Zahlenmaterial liefert der Weltbund zum Schutz des Lebens, Deutsche Sektion, Bonn.)

Doch genug von diesen grausigen Tatsachen.[13]

Hier sollte nur gezeigt werden, daß die Vorstellung von einer reinen, um ihrer selbst willen oder aus ideellen Gründen betriebenen medizinischen Wissenschaft und Forschung eine Utopie ist. Medizinisch-wissenschaftliche Forschungsprojekte werden einzig und allein regiert von dem Streben nach Macht (und sei es auch nur im Sinne Adlers), Macht in Form von Geld, Gewalt oder Ansehen, wobei ein Faktor gewöhnlich die anderen beiden zum Gefolge hat. Damit aber platzt auch die Illusion von der unpolitischen Wissenschaft. So mußten z. B. bis 1944 Millionen Menschen sterben, weil das Penicillin zwar bereits 1929 entdeckt wurde, aber – nun, Wissenschaftler sind auch Menschen, die gut und möglichst gut leben wollen. Als dann endlich 1945 der Nobelpreis verliehen wurde, hatte der Entdekker das Geld schon nicht mehr nötig.

Wissen ist Macht. Und wer die Macht des Lehrstuhls hat, beweist damit allein schon sein unfehlbares Wissen.

Dieses Grundprinzip bestimmt alles Denken und Handeln innerhalb der medizinischen Wissenschaften. Wer das bezweifelt, der beobachte das verzweigte Intrigenspiel, das Antichambrieren, Hofieren und Denunzieren, das prompt einsetzt, wenn eine Chefarztbestallung oder gar ein Lehrstuhl zu vergeben ist.

Da nun die offiziellen Hüter des medizinischen Tempels nicht vorweg alles Wissen der Welt für sich pachten können, ergibt sich für sie eine ständige Gefahrenquelle: die Entdeckung neuer Wahrheiten, welche die zu Dogmen erhobenen Machtpfeiler ins Wanken bringen könnten.

So gleicht jede wissenschaftliche Erkenntnis der Entdeckung eines Landes in vergangenen Zeiten: Der Entdecker benötigt zur Durchsetzung seiner Ansprüche die Anerkennung der Konkurrenten. Erste Voraussetzung ist natürlich, daß er bereits zum Kreise der „Offiziellen" zählt. Je nach Stärke seiner Position innerhalb dieses Kreises kann er dann entweder auf un-

---

13. Seitdem Kollege Dahn diese Zeilen geschrieben hatte, ist die Entwicklung natürlich weitergegangen und die Entwicklung zeigt in vielen Bereichen, wie recht er hat. Zu denken ist zum Beispiel an die Frage der Atomreaktoren, die Kernenergie-„Unfälle", das Ozonloch, Genmanipulationen, Nahrungsmittel-„Vergiftung", das Problem der Funkmasten, Amalgam und vieles mehr.
Der Leser kann selbst nachvollziehen, was sich in der Zwischenzeit auf diesem Gebiet alles getan hat.

eingeschränkte Anerkennung pochen, oder aber er muß Konzessionen machen, d. h. anderen einen Teil des Entdeckerruhmes überlassen, wobei es oft zu kleinlichsten Feilschereien um einzelne Prioritätsrechte kommt. Zweitens darf die neue Erkenntnis keine wesentlichen Machtpositionen der Offiziellen antasten oder ihnen gar krasse Irrtümer nachweisen.

Sollte dem von den Offiziellen errichteten Kartenhaus auch nur die Gefahr einer Erschütterung durch eine neue Erkenntnis drohen, so tritt automatisch das Dampfwalzenprinzip in Kraft. Der Entdecker sieht sich der geschlossenen Phalanx der Offiziellen gegenüber: Entweder man schweigt ihn ganz einfach tot, gibt ihn der Lächerlichkeit preis oder aber bekämpft ihn mit allen verfügbaren Kräften, zu denen selbst Verleumdung und üble Nachrede zählen.[14]

Welches sind die Dogmen, auf die sich die offizielle medizinische Wissenschaft stützt?

Es sind die Pfeiler der Konstitutionspathologie und der Humoralpathologie, die schließlich gemeinsam Virchow mit seiner Zellenlehre (Zellularpathologie) als Begründer und Vollender auf den höchsten Thron hoben.

Aufgabe dieser Ausführungen kann nicht die Erläuterung der Irrtümer verschiedener medizinischer Fachgebiete sein. Dennoch läßt sich mit wenigen Worten die scheinbar unüberbrückbare Kluft aufzeichnen, die zwischen diesen „Wissenschaften" und einem rein biologisch ausgerichteten Denken besteht. (Nur scheinbar darum, weil die Gegensätze nicht in den wissenschaftlichen Tatsachen, sondern in den Verbohrtheiten der beruflichen Thesendrechsler begründet sind.)

Omnis cellula e cellula?

„Jede Zelle geht aus einer Zelle hervor."

In dieser (leider) grundlegenden Feststellung gipfelt die Virchowsche Zellularpathologie: Leben ohne Zellen gibt es nicht. (Allein für diese These hätte man Herrn Virchow im Mittelalter verbrannt.) Alles organische Ge-

---

14. Hieran hat sich auch in der Zwischenzeit nichts geändert und wird sich wahrscheinlich auch in der Zukunft nichts ändern. Auch in der Heilpraktikerschaft im Umgang untereinander konnte Ähnliches schon leider festgestellt werden. Es liegt an uns allen, hier mit bestem Beispiel voranzugehen.

schehen ist nicht nur immer an die Zelltätigkeit gebunden, es wird auch ausnahmslos von den Zellen gesteuert.

So einfach ist das also...

Gesundheit und Krankheit sind lediglich Fragen der inneren Zellfunktion. Denn selbst das zwischenzelluläre Geschehen kann ja nur das Ergebnis jener Vorgänge sein, die sich innerhalb der Zellen abspielen. Wir müssen also die Zelle bis in ihre kleinsten Einzelheiten studieren und das Intrazellulargeschehen beherrschen lernen; denn dann beherrschen wir letztlich – dank Virchow – die Schöpfung: Gesundheit und Krankheit, Leben und Tod.

In dieser Denkrichtung bewegt sich seit Virchow jedes schulmedizinische Forschen und Handeln. Die Ergebnisse sind bekannt:

Auf der einen Seite einige Scheinerfolge.

Neue chemotherapeutische Arzneimittel; von den Salvarsanvergiftungen bis zu den Contergankindern spannt sich ein weiter Bogen. Sulfonamide? Penicillin?[15] Kein Arzt klärt den Patienten vor Verabreichung dieser Stoffe über deren Gefahren auf. Wozu auch? Es genügt ja, wenn man anschließend über die Schock- und Todesfälle sorgfältig in der Fachpresse berichtet, wo alles einen schönen griechischen oder lateinischen Namen erhält.

Bei gleichem Energie- und Kostenaufwand könnte man größere Erfolge mit vollkommen ungefährlichen Mitteln und Methoden erzielen, würde man sich von jener engstirnigen Denkweise befreien. So aber beherrscht das Substitutionsdenken die Therapie: Was fehlt, das muß ergänzt –, was zu eng, das muß erweitert –, was zu heiß ist, daß muß gekühlt werden usw. Damit bewegt sich das therapeutische Denken der heutigen Schulmedizin noch immer genau auf dem Niveau der mittelalterlichen Dreckapotheke.[16]

---

15. Heute ist Cortison hinzuzufügen. Heute ist die übertriebene Hormonbehandlung hinzuzufügen. Heute ist auch an die Behandlung mittels Hormone der jungen Frauen zu denken, es ist an die „Pille" zu denken. Wie werden die jungen Mädchen und jungen Frauen aufgeklärt, wenn überhaupt? Die Sendung „Fakt", I. ARD-Programm, berichtet im November 1994 über die ungezielte und verfehlte Antibiotika-Therapie mit den daraus resultierenden Schäden für Patienten. Ärzte kommen sogar dem Wunsch Verordnung derartiger Präparate nach, obwohl sie wissen, daß diese im Einzelfall nicht nur nicht wirken, sondern sogar schaden.

Sinn und Unsinn in der Medizin

Auf der anderen Seite unserer Schulmedizin: Versager über Versager. Millionenbeträge wurden und werden verpulvert, um in der Zelle beispielsweise die Ursachen für Krebs, Leukämie und andere „unheilbare" Krankheiten zu finden. Und ist es nicht die Zelle, so kann es ja – dank Virchow – nur etwas sein, was das Innenleben der Zelle krank macht, also ein Giftstoff, ein Erreger usw. usw.... So sucht und sucht man und wird – das sei garantiert – niemals zum Ziele gelangen, *denn „du gleichst dem Geist, den du begreifst"!*

Von dieser streng materialistisch ausgerichteten Denkweite ist es nur noch ein kleiner Schritt bis zu der lapidaren Feststellungen eines bekannten Chirurgen: „Seele? Gibt es nicht. Ich habe tausend Menschen zerschnitten und nie eine Seele gefunden." – (Nicht von KZ-Arzt Dr. Mengele!) –

Das also sind die Grundlagen, Früchte und Ziele einer christlichen Wissenschaft. Und ausgerechnet die kommunistischen Wissenschaftler sind die schärfsten Gegner unserer materialistischen Virchowpathen.

Aber auch bei uns gab und gibt es immer wieder Menschen, welche sich von dem hochschulgesteuerten Zwangsdenken befreien und sich zu der entgegengesetzten Auffassung durchringen, nämlich „daß alles Ding im Weltall aus Idee geschaffen!", wie es der weltberühmte Chirurg Schleich einmal formulierte. Urteil seiner Kollegen: „Na ja, mit den Händen ganz geschickt, aber ansonsten ein Träumer und Phantast."

Omnis cellula e cellula?

---

16. Viele Ärzte haben das in der Zwischenzeit aber erkannt und denken um.

Omnis anima e anima!

Die offizielle medizinische Forschung zerstückelt, zerlegt, zergliedert, analysiert und glaubt durch das Wiederzusammensetzen der Einzelteile ein gültiges Bild vom Leben zu erhalten. In diesem Bestreben dringt sie in immer neue Bereiche des Mikrokosmos vor und – muß sich von jeder neuen Erkenntnis eines Besseren belehren lassen.

So wird ihr Forschungsweg zu einem stetigen Balanceakt zwischen veralteten Dogmen, peinlichen Irrtümern und neuen Teilerkenntnissen.

Zum Glück dieser Wissenschaftler – und man könnte fast meinen, die Herren wüßten darum – kann diese Verfahrensart niemals zur Entlarvung der von ihnen vertretenen unzählbaren Scheinwahrheiten führen, denn Grundwahrheiten des Lebens können auf diesem Forschungswege niemals gefunden werden.

So läßt sich das Leben in seinen Gesetzmäßigkeiten nicht erforschen, da jeder Versuch des Zerlegens, des Zergliederns bereits das Leben verändert, beeinträchtigt und zerstört. Darum kann das Bild des abgetrennten lebenden Gewebes unter dem Mikroskop auch nur Aufschlüsse über abgetrennte Gewebe geben, aber mehr auch nicht. Und ein herauspräparierter Nerv hat keinerlei biologische Ähnlichkeit mehr mit dem entsprechenden Bestandteil des lebendigen Nervensystems, auch wenn man ihn noch so gründlich mit elektrischen Qualitäten durchströmt, reizt, ihn mikroskopiert und chemisch zerlegt.

So landete die wissenschaftliche Medizin schließlich in ihrer derzeitigen Sackgasse: Entwicklung, Vererbung, Gesundheit, Krankheit und Tod – alles ist lediglich und letztlich eine Sache der Zellfunktion, seien es nun Leber-, Herz-, Schleimhaut- oder Nervenzellen. Heureka, wie schon gesagt: die Natur ohne Rätsel!

Damit aber sind alle Entdeckungsmöglichkeiten innerhalb der medizinalpäpstlichen Machtbereiche aufgeteilt, die Thrönchen scheinen für alle Zeiten gesichert. Was noch fehlt, kann (und darf!) nur noch innerhalb dieser Bereiche gesucht und erforscht werden. Die Früchte dieses engstirnigen Denkens sind bekannt: Dank seiner Erziehung und Ausbildung (das vom Lehrstuhl verkündete Dogma ist unantastbares Evangelium) starrt der heutige Arzt[17] bei Herzsymptomen auf das Herz, bei Leberstörungen auf die Leber usw. usw., dazu ein wenig Blutchemie, ein Blick auf den Konsti-

27

tutionstyp nach Schema Kretschmer und fertig ist die Laube, der Nächste bitte!

Auf diese Weise wurden z. B. Krebs und Leukämie für die wissenschaftliche Medizin zu unangreifbaren Festungen. Die Forschung hat sich unter Virchowscher Messerführung selbst kastriert: Man sucht in und probiert an Zellen herum, sucht nach unbekannten Erregerzellen und Stoffen, welche zu Zellentartungen führen könnten. Man hat sich eigenhändig die Bretter vor die Köpfe genagelt, – aus standesgemäßen Teakholz natürlich.

Der Heilpraktiker arbeitet anders!

Auf der anderen Seite ist es sehr wohl bekannt, *daß der Heilpraktiker sogenannten unheilbaren Fällen, bei denen der Arzt bereits resigniert, keineswegs hilflos gegenübersteht.* Schließlich lebt er ja von jenen Fällen, in denen ärztliches Wissen und Können bereits versagte. Der Kranke geht erst einmal mit Krankenschein zum Kassenarzt, weil es dort nichts kostet, wird an die Spezialisten weitergereicht und landet schließlich ohne große Hoffnung in unserer Sprechstunde. Und warum haben wir trotz dieser denkbar schlechtesten Voraussetzungen für eine Behandlung Erfolg auf Erfolg? Weil unser Denken in vollkommen anderen Bahnen verläuft.

Für den Heilpraktiker hat der scheinbare Ort der Erkrankung und das vorherrschende Krankheitssymptom stets nur zweitrangige Bedeutung, soweit es sich nicht um derart bedrohliche Erscheinungen handelt, die ein sofortiges Eingreifen zwecks Abwendung direkter Lebensgefahr erforderlich machen. Diese Fälle gehören jedoch zu den Aufgaben des Bereitschaftsarztes und kommen in unserer Sprechstunde kaum vor.

Für den Heilpraktiker war schon immer der Mensch eine unteilbare, individuelle Ganzheit und diese Ganzheit wiederum Teil ihrer Umwelt. Mit anderen Worten: Der Heilpraktiker bemüht sich stets um das Erfassen der er-

---

17. Die Entwicklung in den letzten Jahren und das kritische Denken der Patienten haben aber durchaus manchen Arzt dazulernen lassen. Gerade auch bei jüngeren Ärzten ist durchaus eine positivere Entwicklung festzustellen.
Andererseits ist aber auch festzustellen, und dies liegt sicher auch an der nicht immer sinnvollen Ausbildung und am schulmedizinischen Überprüfungssystem des Heilpraktikernachwuchses, daß mancher Heilpraktiker auch in Substitutionsdenken verfällt und sich nicht immer im Rahmen einer Ganzheitsbehandlung von Körper, Seele und Geist, einer Ursachenbehandlung bewegt. Auch dies muß kritisch festgestellt werden.

krankten Ganzheit und versucht, der Ursache der Störung des universellen Prinzips auf die Spur zu kommen.

Das humoral-, konstitutions- und zellularpathologische Geschehen ist für uns lediglich Ausdruck, Ergebnis und Folge der gestörten Ganzheitsfunktion. Darum zäumt in den Augen des Heilpraktikers die Schulmedizin das Pferd beim Schwanze auf.

Und so bleibt für den Arzt Herzasthma gleich Herzasthma, für das er stets die gleichen (Un-)Heilmittel verordnet, während es sich für den Heilpraktiker um zwei grundverschiedene Fälle handelt, nämlich um die gestörte Ganzheit der Patientin Anna Bleichmüller mit dem Symptom Herzasthma und die gestörte Ganzheit des Patienten Otto Bierbauch mit einem ähnlichen Symptom.

Trotz Robert Koch ist für uns nicht der Erreger der Tuberkulose von Bedeutung, sondern die Bekämpfung und Beseitigung der Ursache für die Anfälligkeit verschiedener Menschen gerade dieser Krankheit gegenüber. Heute wissen wir, jeder von uns atmet einmal Tuberkelbazillen ein, ohne an Tuberkulose zu erkranken, wozu also das Geschrei über den Erreger?

Der Heilpraktiker kennt weder Herzasthma, noch Tuberkulose, weder Krebs, noch Leukämie – er kennt keine Krankheiten, sondern *nur kranke Menschen!*

Und weil unsere Vorstellungen von den Naturgesetzen den tatsächlichen Gegebenheiten entsprechen, müssen wir auch entsprechende Erfolge erzielen, obwohl uns leider in bestimmten Fällen auf Betreiben der Schulmedizin der Gesetzgeber die Hände gebunden hat.

Ärzte sind keine Dummköpfe. Es gibt auch Andere.

Darum dämmert manchem sehr bald in der täglichen Praxis die Unzulänglichkeit der Theorien, die man ihm im Hörsaal als der Weisheit letzten Schluß eingehämmert hat. So kommt es bei meinen Kollegen und mir auch immer wieder vor, daß ein Arzt seine Familienangehörigen in unsere Sprechstunde schickt oder aber in einem scheinbar ausweglosen Fall um eine vertrauliche Unterredung bittet. Und warum auch nicht? Wir schicken unsere Patienten ja auch im Bedarfsfalle zum zuständigen Spezialisten und rufen notfalls den nächsten Bereitschaftsarzt.

Es konnte daher nicht ausbleiben, daß einige von ihnen eigene Wege gingen, auf eigene Faust Forschungen anstellten und schließlich zu den von uns seit eh und je vertretenen Wahrheiten (wenigstens zum Teil) durchstießen. Ihr Mühen ist darum besonders anerkennenswert, weil sie gegen einen Ballast vorgefaßter Meinungen, die ihnen in Fleisch und Blut übergegangen waren, ankämpfen mußten. Aus diesem Grunde auch konnten und können sie nur zu Teilerkenntnissen gelangen. Es sind in gewisser Weise tragische Figuren, Opfer ihres kritischen Verstandes; denn zu uns können sie nicht finden, weil sie in ihrem schulmedizinischen Arzttum trotz aller Logik zu stark verwurzelt sind; innerhalb ihres eigenen Standes aber gelten sie als komische Käuze, als Außenseiter, die man nicht ernst nehmen kann, oder denen man auf die Finger schauen muß, um sie notfalls mittels schwedischer Gardinen unschädlich zu machen, wie z. B. im Falle Dr. Issels, obwohl auch er nur ein „Einäugiger unter Blinden" ist. *Siehe „Das Krebsproblem in der Ganzheitsschau" ab Seite 101.*

Befassen wir uns also nunmehr kurz mit einigen Forschungsergebnissen, welche sich durchaus nicht in das offizielle Weltbild einordnen wollen. Wir Heilpraktiker haben diesen Männern unendlich viel zu danken, da sie nicht nur unsere Erkenntnisse mit den Mitteln einer freien Wissenschaft untermauerten, sondern uns auch wertvolle Möglichkeiten in die Hand gaben, unsere Heilmethoden zu verbessern, zu verfeinern, und zu erweitern – zum Wohle des Patienten; denn schließlich ist es für uns nicht gleichgültig, ob wir eine Heilung in zwei Monaten mit Hilfe einer Kneippkur oder (in geeigneten Fällen natürlich) mit einer Nervenpunktinjektion in zwei Sekunden erzielen können, um nur ein Beispiel von vielen zu nennen.

1883

Der russische Physiologe Iwan Petrowitsch Pawlow (Nobelpreis 1904) veröffentlichte bereits im Jahre 1883 sein Werk „Die Lehre vom Nervismus". In umfangreichen Tierversuchen wies er nach, daß alle Organfunktionen dem steuernden und koordinierenden Einfluß des Nervensystems unterstellt sind.

Man durchdenke einmal in Ruhe diese unbestreitbare Tatsache und halte sich dabei vor Augen, daß jede organische Erkrankung stets mit funktionellen Störungen beginnt. (Das gilt selbst für Infektionskrankheiten, wie später noch nachgewiesen wird.)

Schon hier faßt sich der unvoreingenommene Leser an den Kopf und fragt sich, was denn unsere staatlich bezahlten Forscher seit 1883 mit dieser echten Grundlagenkenntnis angefangen haben? Nichts. Fragt man heute einen Arzt nach seinem Wissen über Pawlow, so lautet die Antwort gewöhnlich: „Ach, das ist doch der Russe mit dem sabbernden Hund, irgendwas mit Reflexen, stimmt's?"

Das ist alles. Schließlich war Pawlow überzeugter Kommunist. Und das genügte bereits, um ihn für unsere Lehrstuhlinhaber in Luft aufzulösen...

1890

entdeckte J. Tarchanoff den psychogalvanischen Hautreflex: Mit einem empfindlichen Galvanometer kann man nachweisen, daß der stets vorhandene elektrische Ruhestrom der Haut die Reizung des Nervensystems (Lärm, grelles Licht usw.) bzw. bei seelischen Eindrücken (Aufregung, Freude, Zorn usw.) entsprechende Schwankungen aufweist.

Das tägliche Erleben bzw. alle Umwelteinflüsse führen also zu laufenden Veränderungen der bioelektrischen Situation zumindest innerhalb der Körperdecke. Dabei handelt es sich hier nur um an die Außenfläche gelangende Endergebnisse von Reaktionen, deren Hauptgeschehen sich für uns unmeßbar im Körperinnern abspielt. (Dem Säugling fehlt übrigens der psychogalvanische Hautreflex vollkommen. Er entwickelt sich erst nach Vollendung des ersten Lebensjahres.) Das wußte man 1890. Heute weiß man über diese Zusammenhänge kaum mehr.

1898

wies der englische Neurologe Henry Head verschiedene Hautzonen nach, in denen bei bestimmten Organerkrankungen Schmerzempfindungen oder Druckempfindlichkeit auftreten. So liegt beispielsweise die empfindliche Zone bei Magengeschwüren auf der linken, bei Gallensteinen auf der rechten Seite des Rückens (in Höhe 8.-9. bzw. 6.-9. Dorsalsegment). Spätestens seit Head also wissen die Herren Mediziner, daß bestimmte Nervenpunkte der Körperoberfläche mit inneren Organen in Verbindung stehen. (Die Chinesen wußten das bereits vor 3000 Jahren und entwickelten ihr System der Akupunkturbehandlung.)

Freilich, die Headschen Zonen gerieten nicht in Vergessenheit. Bieten sie doch ein einfaches und bequemes Untersuchungsverfahren. Aber welcher Arzt versucht schon, von diesen „Signalgebieten" aus die erkrankten Organe zu behandeln (z. B. durch Nervenpunkt-Massage, durch Akupunktur-Nadelungen, durch Schröpfen, Reizpflasteranwendung usw.)? Das überläßt man dem Heilpraktiker und – schimpft anschließend über die

„eingebildeten" Kranken, die dann gesund werden... Verständlich, zumal der Griff zum Rezeptblock viel einfacher ist und weniger Zeit beansprucht als eine Behandlung im wörtlichen Sinne!

1906

veröffentlichte Spiess „Die Bedeutung der Anaesthesie in der Entzündungstheorie". Er berichtete von verblüffenden Heilerfolgen bei Entzündungen einfach durch vorübergehende örtliche Betäubung aller Nervenelemente in den erkrankten Bezirken.

Man beachte bitte, daß sich Spiess weder um den Erreger der Entzündung noch um das Zellgeschehen des erkrankten Gewebes kümmerte. Allein die Ausschaltung der nervlichen Faktoren bewirkte bereits schnelle Ausheilung der Entzündung. Und das bereits 1906.

Aber Spiess wurde – wie man jetzt auch offiziell zögernd zugibt – glatt totgeschwiegen und vergessen. Wir Außenseiter behielten seinen Namen in Erinnerung.

1909

entwickelte Cornelius die bereits erwähnte „Nervenpunkt-Massage". Er erzielte aufsehenerregende Erfolge bei organischen Erkrankungen durch Knet-, Streich- und Reibemassagen bestimmter Nervenpunkte der Körperoberfläche, die scheinbar in keinem Zusammenhang mit den erkrankten Organen standen und sich auch nicht in allen Fällen in die Headschen Zonen einordnen ließen, ja – bei gleichem Krankheitsbefund an individuell verschiedenen Stellen der Körperdecke zu finden waren, also vom Behandler erst ertastet werden mußten.

Wo wird diese Heilmethode heute gelehrt? Verschwiegen, verspottet, vergessen, Spritze und Messer sind handlicher...

1925

spritzt der französische Chirurg René Lériche ein örtliches Betäubungsmittel in das Ganglion stellatum (eine Hauptschaltstelle im vegetativen Nervensystem am Halse) und erreicht damit die gleichen Erfolge, die man sonst nur durch operative Entfernung des Nervenknotens erzielen konnte. Allein durch vorübergehende Betäubung des Ganglion stellatum lassen sich heilen: chronische Migräne, halbseitiger Kopfschmerz, Folgezustände nach Gehirnerschütterungen, sogenannte Degeneration der Bandscheiben im Halswirbelgebiet, chronisches Schwangerschaftserbrechen, nächtlicher Armschmerz (Brachialgia nocturna), schmerzhafte Schulterversteifungen (Periarthritis humeroscapularis) usw.

Im gleichen Jahr heilte der Düsseldorfer Arzt Ferdinand Huneke die bis dahin therapieresistente Migräne seiner Schwester durch intravenöse Injektion von „Atophanyl", ein Mittel, welches eigentlich nur in den Muskel, nicht aber in die Blutbahn gespritzt werden durfte. Schon während der Injektion verschwanden alle Beschwerden. Die alten Depressionen, Schmerzen, Schwindel und Erbrechen stellten sich zwar noch einmal ein, wurden aber mittels einer zweiten Injektion wieder beseitigt und blieben seither verschwunden.

Hunekes Bruder Walter kam bei anderen Patienten zu gleichen Ergebnissen. Weitere Versuche ergaben, daß die überraschende Wirkung dem im Atophanyl enthaltenen Procain zu verdanken ist. Die Brüder arbeiteten nun mit selbstgefertigten 2%igen Procainlösungen, aus denen dann das heutige „Impletol" entwickelt wurde. Sie spritzten ihr Mittel nicht nur erfolgreich intravenös, bald auch in den Muskel, in und unter die Haut der Schmerzstellen. 1928 erschien die erste Veröffentlichung der Brüder: „Unbekannte Fernwirkungen der Lokalanaesthesie".

1936 spritzte F. Huneke das Mittel versehentlich neben die Vene: Der seit Jahren bestehende Kopfschmerz der Patientin verschwand schlagartig. Hier war also der eindeutige Beweis dafür erbracht, daß die Wirkung nicht an den Weg des Blutes gebunden ist.

1941 erschien bei F. Huneke jene nun schon Geschichte gewordene Patientin mit sehr schmerzhafter Kapselarthrose des rechten Schultergelenks, die bereits zur Versteifung geführt hatte. Die Patientin litt ferner seit 20 Jahren an einer Knochenmarkentzündung des linken Unterschenkels. In der Heimatklinik wollte man nun den Unterschenkel amputieren, weil man hier den „streuenden Fokalherd" vermutete, der die Schulterarthrose verursachte. Huneke behandelte das Schultergelenk auf seine Weise – ohne den geringsten Erfolg. Als er jedoch später in der Absicht, die Knochenmarkentzündung zu behandeln, die alten Unterschenkelnarben mit seinem Impletol umspritzte, übertraf der Effekt „jede bisherige Vorstellungsmöglichkeit. In der gleichen Sekunde war die Frau von ihren Schmerzen befreit. Das Ergebnis war so eindringlich, daß für mich kein Zweifel bestand, daß ich hier eine grundsätzliche Neuerkenntnis vor mir hatte, daß ich einer bis dahin unbekannten Gesetzmäßigkeit im Bereich des Fokusgeschehens auf der Spur war" (F. Huneke).

Man vergegenwärtige sich dabei, daß führende Mediziner noch heute die Ansicht vertreten, ein Fokalherd „streue" über den Blutweg irgendwelche Giftstoffe, die dann zu Fernstörungen führen würden. Das blitzartige Auftreten dieses „Sekundenphänomens" beweist, daß es sich hier um ein vollkommen anderes Geschehen handeln muß, für jeden Virchowianer allerdings ein unsinniger Gedanke.

In der folgenden Zeit konnten die Brüder Huneke in immer größerem Umfange Sekundenphänomene auslösen, – durch Anspritzen herdverdächtiger Zähne, der Mandeln, alter Narben, einzelner Ganglien usw.

Während so Huneke gewissermaßen im „Rausche der Entdeckung von Phänomen zu Phänomen eilte" und jahrzehntealte therapieresistente Fälle am laufenden Bande buchstäblich in Sekunde heilte, brachte sein Freund und enger Mitarbeiter Dr. H. Siegen, Düsseldorf, als erster ein gewisses System in dieses neue Verfahren. Er sichtete und ordnete das geniale Durcheinander der Hunekeschen Aufzeichnungen. Durch scharfsinnige Schlußfolgerungen und vergleichende Studien konnte Siegen immer mehr das Wirkungsprinzip des Sekundenphänomens herauskristallisieren. (H. Siegen: „Theorie und Praxis der Neuraltherapie mit Impletol".)

Man sollte meinen, daß nunmehr die Neuraltherapie mit Impletol einen wahren Siegeszug durch unsere Lande antrat. Nichts davon. Das Verfahren wurde unterdrückt, verspottet oder ganz einfach ignoriert. Ja, selbst das Propagandaministerium wurde bemüht, um die Hunekeschen Veröffentlichungen zu verhindern.

1950 kam es endlich in Frankfurt am Main unter dem Protektorat der medizinischen Fakultät zu jener denkwürdigen Demonstration, von H. Siegen als Augenzeuge berichtet: „Es wurden 30 chronische Fälle aller Art, die Huneke vollkommen unbekannt waren, vorgestellt nach dem Prinzip: ‚Hic Rhodos hic salta'. Außer den Klinikern und Wissenschaftlern waren die meisten behandelnden Ärzte mit ihren Patienten zusammen angetreten und Zeugen der achtstündigen Vorführung. Es würde zu weit gehen, hier die einzelnen vorgestellten Personen, ihre Symptomkomplexe und den bisherigen Krankheitsverlauf zu schildern. Alle Patienten litten seit langem, ein großer Teil seit Jahren, an den verschiedensten organischen und funktionellen Beschwerden. Sie waren klinisch, hämatologisch, serologisch, röntgenologisch, elektrokardiographisch, zahnfokaldiagnostisch und auch sonst nach allen Richtungen eingehend durchuntersucht und bisher mit den einschlägigen Methoden ambulant und stationär vergeblich behandelt worden. Meist handelte es sich um weit fortgeschrittene Veränderungen der Wirbel-, Hüft- und Kniegelenke, um bisher unbeeinflußbare, die Bewegungsfreiheit einschränkende Neuritiden, Kapselarthritiden, aber auch um innere Leiden wie Asthma bronchiale, Koronarinsuffizienz, pluriglanduläre innersekretorische Störungen, darunter eine Tetanie mit einem Blut-Ca-Spiegel von nur 5,3 mg%. Fast alle klagten auch über psychische Alterationen, Schlaflosigkeit, schnelle Ermüdung, Schweregefühl in den Extremitäten, wechselnde Gesichts- und Gehörstörungen, unmotivierte Depression und anderes."

„Die von Scheidt und den anwesenden anderen Klinikern am folgenden Tage in der Diskussion herausgegebene Erfolgs-Statistik ergab folgendes Bild: Ein Fall, den Huneke behandelte, bevor das Ärztekollegium vollständig vertreten war, schied für die Gesamtbeurteilung aus. Bei sieben weiteren konnte der Effekt nicht beweisend vorgeführt werden, da die Patienten im Augenblick der Behandlung schmerz- bzw. anfallsfrei waren, also eine Heilwirkung nicht gezeigt werden konnte. Bei den restlichen 22 Fällen wurde das vollständige Phänomen, und zwar meist vom Herde aus, 17mal ausgelöst. Der Eindruck nicht nur dieser hohen Zahl, sondern jedes einzelnen Impletol-Effektes auf die z. T. sehr kritischen, z. T. ablehnenden Zuschauer, die die ganze Demonstration durchhielten, war überwältigend. Solche funktionellen Leistungssteigerungen, im Sekundenphänomen erzielt, hatte man nach dem bisherigen Krankheitsverlauf vor allem nach den vorliegenden Befunden nicht für möglich gehalten. Die bisherige lokalistische Betrachtungsweise von Krankheitsprozessen, etwa das Malum coxae, der Ischias, aber auch innere Erkrankungen konnte nach der Schlagartigkeit und Vollständigkeit, mit der diese Effekte in Erscheinung traten, nicht aufrechterhalten werden. Einzelne Kranke führten sofort nach der Injektion – wohlverstanden an die verschiedensten Störungsfelder – die intensivsten Bewegungsübungen vor, ohne daß sie Schmerzen oder auch nur Hemmungen erkennen ließen oder selbst äußerten. Mit durchgedrückten Knien berührte eine Ischiaskranke mit flachen Händen den Fußboden und wiederholte als frühere Sportlehrerin diese Übung wohl ein dutzendmal vor den versammelten Ärzten, die vorher den typischen Schonungsgang der Patientin selbst konstatiert hatten. Die gleiche Patientin, Frau eines Zahnarztes, die jahrelang an ,Schlaflosigkeit' und schweren Ermüdungserscheinungen, Depressionen etc. gelitten hatte, gab unmittelbar nach der Injektion an, sich so frisch zu fühlen, als ob sie „3 Tage und Nächte hintereinander geschlafen" hätte. Eine an einer alten, schmerzhaften Hüftgelenkaffektion mit Vakuolenbildung im Femurkopf und breiten bindegewebigen Verdichtungen im Pfannenbeckengebiet leidende, etwa 60jährige Patientin stieg seit Jahren zum erstenmal wieder beidfüßig, abwechselnd eine Stufe nach der anderen nehmend, die Treppen der Scheidtschen Wohnung herauf und ging sie ebenso sicher und ruhig wieder hinab. Ähnliche Effekte sahen wir vielfach in wenigen Stunden, auch die pluriglanduläre Störung mit dem Stigma der Tetanie reagierte bezüglich der äußeren Symptome und Nebenerscheinungen entgegen unseren eigenen Erwartungen sofort." (H. Siegen: „Theorie und Praxis", siehe Literaturhinweise.)

Umso erstaunter wird der in medizinischen Dingen weniger bewanderte Leser sein, wenn er erfährt, daß die Neuraltherapie mit Impletol nach Huneke heute noch immer zu den umstrittenen Behandlungsverfahren zählt.[18] Die „Offiziellen" verweigern die wissenschaftliche Anerkennung und dem genialen Vater des Sekundenphänomens die ihm gebührende Ehrung. Das bei uns vorherrschende lokalistische Denken innerhalb der Medizin, das Kleben an einengenden Systemen (um nicht engstirnigen zu sagen) der Pathologie und vor allem der Physiologie kann die Tatsache des Sekundenphänomens einfach nicht erklären und darum auch nicht „verkraften". Man müßte vollkommen umdenken; und Alexander von Humboldt soll es bereits ausgesprochen haben: „In Deutschland kann sich eine wissenschaftliche Erkenntnis frühestens nach 100 Jahren durchsetzen. 50 Jahre müssen vergehen, bis die mit Vorurteilen behafteten Lehrstuhlinhaber ausgestorben und 50 Jahre, bis unbefangenere Nachfolger herangewachsen sind."

Aber es gibt noch einen volkswirtschaftlichen und sozialen Gesichtspunkt dabei:

Aus der Fülle des vorliegenden Materials – in meinem Studio erleben wir täglich die Heilung chronischer Kranker in Sekunden[19] – soll hier nur ein

---

18. In der Zwischenzeit hat die Neuraltherapie nach Hunecke ohne Frage ihren Siegeszug fortgesetzt und auch Eingang in sehr vielen Praxen gefunden und findet immer mehr entsprechende Anerkennung, wenngleich ihr die vollkommene wissenschaftliche Anerkennung immer noch versagt bleibt.
Leider gibt es aber auch Gruppen der Ärzteschaft, die die Neuraltherapie nach Hunecke für sich abgewandelt haben und aus schulmedizinischer Sicht als reine Schmerztherapie einsetzen.

Fall vorgetragen werden, da dieser besonders sorgfältig dokumentiert ist. (Im Interesse der Beweisführung folgt der unwesentlich gekürzte Original- wortlaut. Orts-, Personennamen und Aktenzeichen wurden geändert.)

X, den 15.7.XX.

Orthopädische Anstalt
der Universität X

Unser Zeichen:0/000000/00

An das
Sozialgericht X, Kammer Y in Z.

Betr.: Frau Margarete Schmidt, geb. 20.12.08, aus W/Z,

Schulzestraße 30.

Ihr Zeichen: S Y U 000/00

Aufforderungsgemäß erstatten wir über die Obengenannte aufgrund einer eingehenden ambulanten Untersuchung und nach Studium der hier vorlie- genden Aktenunterlagen das nachstehende fachärztliche Zusammen- hangsgutachten:

Es soll zu der Frage Stellung genommen werden, ob die linksseitige Knie- gelenksarthrose als unmittelbare Unfallfolge anzusehen ist. Gegebenfalls in welchem Grade ist die Klägerin durch die Folgen des Arbeitsunfalls vom 17.04.1929 in ihrer Erwerbsfähigkeit beeinträchtigt?

Zur Vorgeschichte:

Als Folge eines Arbeitsunfalls am 17.04.1929 besteht bei der Pat. der Zu- stand nach offenem Unterschenkelbruch rechts. Sie wurde mit orthopädi- schen Schuhen versorgt und erhielt eine Unfallrente von 25% MdE.

Mit Schreiben vom 13.04.1959 stellt die Verletzte einen Verschlimmerung- santrag, da sie im Vergleich zu früher in ihrer Gehfähigkeit noch stärker behindert sei.

Die Landesversicherungsanstalt für das Land X fordert daraufhin ein Gut- achten von Dr. med. F. X. an, das am 25.04.1959 erstatten wurde. Es wird

---

19. Ähnliche Fälle erleben Heilpraktikerinnen und Heilpraktiker nach wie vor täg- lich in der Praxis.

in diesem Gutachten ausgeführt, daß ein verschlimmernder Einfluß der Unfallfolgen auf den Zustand des li. Knies anzunehmen sei, und es wird die Minderung der Erwerbsunfähigkeit im kaufm. Beruf auf etwa 40% geschätzt.

Dieser Auffassung widerspricht ein Gutachten von Professor Dr. H. S. vom 8.6.1959. Danach wird die linksseitige Kniegelenksarthrose nicht in ursächlichem Zusammenhang mit der Sprunggelenksteife re. gesehen. Ein mittelbarer Zusammenhang mit dem Betriebsunfall im Jahre 1929 wird abgelehnt.

Die Landesversicherungsanstalt macht sich in ihrem Bescheid vom 22.6.1959 diese Auffassung zu eigen.

Jetzige Klagen:

Es bestehen vornehmlich Belastungsbeschwerden im re. Fuß und in beiden Kniegelenken, die allerdings auch bei Ruhelage nur verzögert abklingen. Nach der nächtlichen Bettruhe brauche sie am Morgen längere Zeit, um sich einzulaufen.

Die Schmerzen würden auch in die Lendenwirbelsäule ausstrahlen.

Bei Witterungswechsel Verstärkung der Beschwerden.

Beurteilung:

In diesem Streitfall stehen sich zwei sich widersprechende Gutachten gegenüber. Herr Dr. F. kommt in seinem Gutachten vom 25.4.1959 zu dem Schluß, daß ein wesentlicher verschlimmernder Einfluß der Unfallfolgen auf den Zustand des linken Kniegelenks gegeben sei. Dabei wird nicht so sehr eine evtl. Überbelastung des li. Knies infolge Schonung des rechten Fußes in den Vordergrund gestellt, als vielmehr eine Steigerung der Unsicherheit beim Gehen. Diese Unsicherheit des Gehaktes wird dann allerdings wiederum auf unterschiedliche, teils unfallbedingte, teils unfallunabhängige Faktoren zurückgeführt, wie Ischias, Kreuzschmerzen, Kniearthritis und Unfallschaden am re. Fuß. Daraus folgert Herr Dr. F., daß ohne den Unfallschaden am re. Fuß sich Frau Sch. wesentlich leichter beim Hinfallen abfangen könne und sie würde längst nicht so sehr die Neigung zum Stürzen auf das li. Knie haben. Größere und kleinere Blutergüsse im li. Kniegelenk würden dann aber die entzündlichen und die degenerativen Veränderungen des li. Kniegelenks erheblich vermehren, und es sei daher anzunehmen, daß diese ohne den Schaden im rechten Sprunggelenk wesentlich geringer wären. Somit müsse das Kniegelenksleiden als mittelbare Unfallfolge mit einer entsprechenden Erhöhung der Erwerbsminderung berücksichtigt werden.

Herr Professor S. lehnt den Zusammenhang des linksseitigen Kniegelenksleidens mit der rechtsseitigen Sprunkgelenkssteife ab. Hierzu werden nähere Begründungen aufgeführt. So wird mit Recht festgestellt, daß bei einer Sprunggelenksversteifung der einen Seite nicht regelmäßig eine Verschleißarthrose der anderen Seite ausgelöst würde. Wesentlicher sei vielmehr die konstitutionelle Komponente für deren Entstehung und Verschlimmerung verantwortlich zu machen, insbesondere bedingt durch das Übergewicht. Es wird auch auf die Diskrepanz hingewiesen, daß am rechten Kniegelenk keine Beschwerden bestehen würden, obgleich dies doch ohne Zweifel durch die Versteifung des gleichseitigen Fußgelenks mehr und ungünstiger belastet würde als das linke Kniegelenk.

Unsere jetzige klinische und röntgenologische Untersuchung beider Kniegelenke zeigt einen bemerkenswerten Unterschied in der Ausprägung des Gelenkverschleißes zwischen rechts und links. Die fortgeschrittene Degeneration im linken Kniegelenk ist offensichtlich, und es finden sich insbesondere röntgenologisch keine Hinweise dafür, daß diese Verschleißzeichen eine posttraumatische Grundlage haben. Wenn Herr Dr. F. in seinem Gutachten häufige Gelenksergüsse infolge Sturz auf das li. Kniegelenk besonders in den Vordergrund stellt, so können wir uns nicht dieser Auffassung anschließen. Gelenkkapsellockerungen infolge häufigen traumatischen Gelenkergusses müßten, sofern sie für eine Arthrosis deformans in dem bestehenden Ausmaß verantwortlich zu machen sind, dann auch zu einer objektiv feststellbaren stärkeren Instabilität des Gelenks geführt haben. Zeichen einer maßgeblichen Bandlockerung sind jedoch nicht nachzuweisen; insbesondere findet sich auch am knöchernen Knieskelett kein Anhalt für traumatische Veränderungen.

Die Schlußfolgerung von Professor S., daß nämlich das Knie des nicht verletzten li. Beines stärker verändert sei und deswegen ein mittelbarer Zusammenhang mit der rechtsseitigen Sprunggelenksteife abzulehnen ist, besteht sicher zu Recht, und die pathogenetische Konstruktion von Dr. F. hat u. E. nicht einmal den Wert einer Möglichkeit, geschweige denn einer Wahrscheinlichkeit. Auch wir sind der Auffassung, daß die im Vordergrund stehenden Skelettveränderungen außerhalb des verletzten rechtsseitigen Sprunggelenks eine eindeutige konstitutionelle Grundlage haben, wobei das klimakterische Alter und der Zustand nach gynäkologischer Radikaloperation sicherlich beeinflussend mitwirken. In gleichsinniger Weise muß auch die Übergewichtigkeit der Klägerin gewertet werden.

Anläßlich unserer gutachterlichen Untersuchung haben wir mit Frau Sch. diese Frage eingehend besprochen, und die Klägerin macht nicht den Eindruck einer neurotischen Zwangsfixierung ihres Unfalleidens. Sie ist ärztlichen Erklärungen gegenüber durchaus einsichtig und zugänglich und empfindet es lediglich als ungerecht, daß sie durch die bisher fehlende Entscheidung des Streitfalls gezwungen ist, die notwendige orthopädische Behandlung ihres li. Kniegelenks selbst zu bezahlen, da sich kein Kostenträger (also weder die Krankenkasse noch die Unfallversicherung) bislang zuständig fühlt. Diese berechtigten Argumente sind verständlich und sollten deshalb einer baldigen und endgültigen Lösung zugeführt werden.

Aufgrund unserer Untersuchung müssen wir uns der Auffassung von Professor S. vollinhaltlich anschließen. Die linksseitige Kniegelenksarthrose steht mit dem Unfalleiden weder im mittelbaren noch unmittelbaren Zusammenhang. Die Folgen des Arbeitsunfalls vom 17.4.1929 bedingen eine Minderung der Erwerbsfähigkeit von 30%.

Die Notwendigkeit einer weiteren regelmäßigen orthopädischen Schuhversorgung wegen der posttraumatischen Sprunggelenksteife rechts unterliegt der Zuständigkeit der Unfallversicherung. Da das linksseitige Kniegelenksleiden mit dem Unfall nicht in ursächlichem Zusammenhang steht, ist für die orthopädische Behandlung der degenerativen Veränderungen, vornehmlich am linken Kniegelenk, aber auch an der Wirbelsäule und am re. Kniegelenk die Krankenkasse zuständig.

Einverstanden:

Unterschrift Prof. Dr. H.B.

Direktor der Orthop. Univ.-Klinik X

Unterschrift Priv. Doz. Dr. U.

... und Frau Schmidt zog im Vertrauen auf das Wort der Kapazitäten ihre auf dem Sozialgericht anhängige Klage zurück.

Nachspiel:

Frau Schmidt erschien in meinem Studio. Sie konnte kaum noch ohne fremde Hilfe gehen; beide Kniegelenke und Lendenwirbelsäule bei jeder

Bewegung schmerzhaft, Lendenwirbelschmerz auch in Ruhelage. Auf Befragen beteuert die Patientin, daß ihre Beschwerden nichts mit dem alten Unfall zu tun hätten, das sei „ja alles schon ganz genau untersucht worden". Mit entsprechender Skepsis gestattet sie die Behandlung der alten Narben. Es werden vier Impletol-Injektionen in die Oberfläche des Narbengewebes gegeben. Alle Schmerzen sind schlagartig verschwunden, beide Kniegelenke frei beweglich. Erst nach ausdrücklichem Befehl macht die ungläubig-mißtrauisch dreinblickende Patientin Kniebeugen, Hüftdrehung, Verbeugungen usw. Sie kann keinerlei Beschwerden mehr feststellen. Lediglich die bruchbedingte Sprunggelenksteife ist noch vorhanden.

Patientin blieb – abgesehen von einer kurzfristigen Magenschleimhautenzündung – bis heute ohne Beschwerden.

Zusammenfassung

1. eine Frau mußte jahrzehntelang immer stärker werdende Schmerzen erdulden.

2. obwohl unfall- und sozialversichert, mußte sie Arzt- und Arzneimittelkosten allein tragen.

3. zwei Versicherungsanstalten führten einen umfangreichen Papierkrieg.

4. ein Kammergericht mußte dreimal tagen.

5. ein Facharzt mußte ein Gutachten ausarbeiten.

6. ein Fachprofessor erstellte ein Gegengutachten.

7. Fach- und Verwaltungspersonal, Wissenschaftler und Kliniker (einschließlich Röntgenabteilung) einer Universitätsklinik befaßten sich eingehend mit dem Fall und stellten ein Zusammenhangsgutachten auf mit dem Endergebnis, daß da eben nichts zu machen sei, lediglich die Kostenfrage wurde geregelt.

Die Lösung des Problems erfolgte bei einem Zeitaufwand von insgesamt 10 Minuten und DM 1,- Materialkosten.

Und nun – verehrter Leser – bedenken Sie bitte, daß es sich hier nicht um einen Einzelfall handelt. Versetzen Sie sich bitte in die Lage des Behandlers, der diese Zusammenhänge am laufenden Bande erlebt... Muß er nicht an die vielen Unfall- und Kriegsbeschädigten denken, in deren Akten immer wieder die oft buchstäblich verhängnisvolle Formel auftaucht: „Ein kausaler Zusammenhang ist nicht nachweisbar."

Sinn und Unsinn in der Medizin

Der medizinisch gebildete Leser mag nunmehr die obige „Beurteilung" nochmals in Ruhe durchlesen. Er kann dann nur den Kopf schütteln zu den Bocksprüngen einer Argumentation, zu denen eine lokalistisch geknebelte Medizin fähig ist.

Konfrontiert man jedoch lokalistisches Denken mit tatsächlichen Gegebenheiten, so kann es zu wahrhaft grotesken Situationen kommen. So erinnere ich mich einer „Hüftgelenkarthrose". Die Patientin erschien mit ihrem Röntgenbild, „ob da noch was zu machen sei". Die Röntgenaufnahme zeigte das rechte Hüftgelenk, dessen Gelenkkopfoberfläche einem Sägeblatt glich. Die am Stock gehende Patientin hatte entsprechende Schmerzen. Eine Impletol-Quaddelkette in das siebzehn Jahre alte Narbengebiet einer Schilddrüsenoperation brachte sofortige Beschwerdefreiheit. Ich machte mir den Spaß und ließ die Patientin auf meine Kosten nochmals röntgen. Natürlich zeigte die Gelenkkugel keinerlei Veränderung. Aber ich legte dem behandelnden Orthopäden die Aufnahmen vor und ließ ihn seine Patientin nachuntersuchen. Ich glaubte, daß Tatsachen das beste Mittel gegen Scheuklappen seien, aber er blieb „streng logisch": „Die Röntgenaufnahme zeigt einen Befund, der starke Bewegungsschmerzen bei der Patientin hervorrufen muß. Das ist der objektive Sachverhalt. Subjektiv empfindet die Patientin keinerlei Schmerzen. Folglich – kann sie nur hypnotisiert worden sein." Es fällt schwer, hier keine Satire zu schreiben...

Doch zurück zu unserer Chronik.

1934-1935

führten Lengyel und Delorenzi elektromagnetische Versuche durch. Die Ergebnisse waren eindeutig: Läßt man einen Elektromagneten zwei bis drei Tage lang auf Herzmuskelgewebekulturen einwirken, so kommt es zu Strukturveränderungen der Zellen, auch kommt es zum Auftreten von unregelmäßigen und vielkernigen Riesenzellen. (Man vergleiche unter 1890 *Seite 31*).

1936

veröffentlichte der Physiologe A. D. Speransky, Mitglied der Akademie der Wissenschaften der Sowjetunion, sein Werk: „A basis for the theory of medicine" in New York. Als Schüler Pawlows führte er dessen Versuche in der angegebenen Richtung weiter. Er wendete die von Pawlow gefundenen Grundsätze konsequent auf allen Gebieten der Medizin an. Das Ergebnis seiner nüchternen Beweisführung war die Widerlegung der Grundlagen unserer Hochschulmedizin: Humoralpathologie (die Lehre von der „Krankheit der Säfte"), Konstitutionspathologie (die Lehre von den zu Krankheiten führenden Anlagen) und natürlich die allumfassende Zellularpathologie wurden auf den ihnen gebührenden Platz verwiesen; nämlich auf den Rang von Ergänzungswissenschaften sekundärer Bedeutung.

Und selbst in dem nüchternen und sachlichen „Klinischen Wörterbuch" von Pschyrembel heißt es unter Speransky: „Begründer einer physiol. Schule. Nach seiner Neuralpathologie greifen alle Reize am ZNS (Zentralnervensystem) an und bewirken durch das ZNS alle (!) Veränderungen im Körper. Die originelle durch beweisende Experimente unterbaute (!) Lehre von Sp. bedeutet eine völlige Umgestaltung des medizinischen Denkens und Handelns." (Klammern vom Verfasser). Das sagt der ansonsten mit Worten äußerst sparsame Prof. Dr. med. Dr. phil. W. Pschyrembel...

Speransky bewies lediglich im Experiment, was für den Heilpraktiker spätestens seit Paracelsus (den man nach Ausbildung und Geisteshaltung nur als echten Heilpraktiker ansehen kann) Grundlage jedes diagnostischen Denkens und therapeutischen Handelns ist. Aber wie steht es mit unseren Hochschulmedizinern? Wo bleibt die „völlige Umgestaltung des medizinischen Denkens und Handelns"?, z. B. bei der Erforschung und Bekämpfung des Krebses?, in der täglichen medizinischen Praxis?

Welcher der amtierenden Medizinalpäpste besitzt die menschliche Größe, einzugestehen, daß man zumindest seit Jahrzehnten längst bewiesene Tatsachen ignoriert und sich lieber in medizinische Sackgassen verrennt, statt derartige „Auswüchse einer jüdisch-kommunistischen Untermenschenphilosophie" zu akzeptieren? (Die in Parenthese gesetzte Formulierung stammt nicht vom Verfasser!)

Dabei hatte man auch bei uns die Möglichkeit, lediglich durch logische Schlußfolgerungen zu gleichen oder zumindest ähnlichen Ergebnissen zu kommen.

Der Freiburger Entwicklungsphysiologe Hans Spemann (Nobelpreis 1935) veröffentlichte ebenfalls 1936 – für mich kein Zufall – seine Schrift „Experimentelle Beiträge zu einer Theorie der Entwicklung".

Bekanntlich bilden sich aus der befruchteten Eizelle durch Zellteilung, Furchung usw. drei verschiedene Keimblätter (Gastrulation), aus denen dann die Primitivorgane nach dem „Bauplan" des fertigen Geschöpfes ent-

Sinn und Unsinn in der Medizin

stehen. Auffällig ist nun die an der Oberfläche des Keimes sichtbare Neuralplatte. Diese Platte ist die Anlage für das gesamte Nervensystem einschließlich der Sinnesorgane. Und diese Neuralplatte übernimmt die Rolle eines Organisators für die gesamte weitere Höherentwicklung des Keimlings, wie Spemann in unzähligen Experimenten nachwies.

Von dem Zeitpunkt der Keimentwicklung ab also ordnet sich das Zellgeschehen im Interesse der Höherentwicklung der Neuralsteuerung unter. Die Zelle untersteht mit ihren Funktionen der nervlichen Kommandozentrale. Ohne diese Unterordnung ist jedes höherentwickelte Leben unmöglich. Das ist ein Naturgesetz – allerdings unvereinbar mit der Virchowschen Lehre von der Vormachtstellung der Zelle.

Spätestens jetzt also hätten die Herren...

1942

erschien eine Gemeinschaftsarbeit von Veil und Sturm: „Pathologie des Stammhirn". Sie verzichteten auf die Vormachtstellung der Zelle und versuchten zu beweisen, daß das Zwischenhirn verantwortlich für alle pathologischen Vorgänge sei.

Damit kamen die Autoren den Tatsachen sehr nahe. Natürlich stieß ihre Schrift auf Ablehnung. Und

1944

wies dann auch prompt Speranskys Mitarbeiter Pawel Bykow nach, daß viele Erkrankungen auch von der Großhirnrinde gesteuert werden können. (Bykow: „Großhirnrinde und innere Organe".)

1946

endlich erbrachte der Deutsche Stöhr den anatomischen Beweis für die Richtigkeit der Untersuchungsergebnisse von Pawlow bis Bykow. Er entdeckte das Terminalreticulum.

Es handelt sich dabei um die immer feiner werdende und sich schließlich netzförmig aufgliedernde Struktur des vegetativen Nervensystems, von dem jede einzelne Zelle umsponnen wird. Erstmalig sprach „man" von einem Nervenkreislauf. Man? Für den Heilpraktiker war die untrennbare Einheit des Nervensystems und dessen maßgebende Rolle bei jedem

Körpergeschehen stets eine der Hauptgrundlagen seines Handelns. Und wenn wir (nachweislich bereits zu Beginn dieses Jahrhunderts) von einem Nervenkreislauf sprachen, lachte man uns aus: „Mit Leuten, welche einen derartigen wissenschaftlichen Unsinn faseln, kann man doch nicht ernsthaft diskutieren!"

1947

tritt W. Scheidt in seinem Werk „Das vegetative System" mit seiner Theorie von den neuralen Leitfadenringen an die Öffentlichkeit. Er kommt dabei dem Kern der Dinge sehr nahe. Da es sich jedoch lediglich um eine Theorie handelt, sei hier nicht näher darauf eingegangen. Später mehr darüber.

1951

war plötzlich ein Name in aller Munde: Hans Selye von der Universität Montreal. Seine Lehre vom „Streß" war Tagesgespräch. Was hatte er gemacht?

Selye setzte u. a. Ratten fortgesetzt Verletzungen, peinigender Hitze oder Kälte oder einem ständigen Hilflosigkeitsgefühl aus, indem er sie einfach bis zur Bewegungsunfähigkeit festband. Die so behandelten (besser mißhandelten) Tiere erlitten schwere innere Schäden, u. a. Gelenkentzündungen, Arterienverkalkungen, Herzleiden und Magengeschwüre.

Mit dem Seziermesser wies Selye dann nach, daß der „Streß", dem die Tiere ausgesetzt waren, zu einem Zusammenbruch des Hormonhaushaltes führte, dessen Folge dann die genannten organischen Krankheiten waren. So sind seitdem z. B. Hormone der Nebennierenrinde plötzlich die große Mode. (Von den Schäden, die diese Mittel anrichten können, wurde kaum gesprochen.) Alles war plötzlich eine Frage der Hormonproduktion. Für die Selyeaner war die Vormachtstellung der Zelle tatsächlich gebrochen, die hormonproduzierende Drüse wurde auf den Thron erhoben.

Nur eine „Kleinigkeit" hatte man übersehen. Die armen Viecher konnten schließlich nur gequält werden, weil sie Nerven und Sinnesorgane besaßen. Und das mißhandelte Nervensystem schließlich steuerte die Drüsen derart, daß über die Hormon-Fehlproduktion organische Schäden eintreten mußten. Das innersekretorische Geschehen hat also auch hier sekundären Charakter und ist abhängig von der neuralen Steuerung. Damit zeigt sich, daß die ganze Selyesche Streßlehre lediglich ein kleines Teilstück der von Pawlow und Speransky experimentell bewiesenen Ganzheitslehre ist.

Übrigens hätte Herr Selye bei Speransky seine ganze „Entdeckung" bequem nachlesen können, sogar im Original, da der gebürtige Wiener fließend russisch spricht und liest...

1953 berichtete das „Bulletin of Cancer Progress" der „American Cancer Society" aus der Rutgers-Universität, daß man den experimentell erzeugten Krebs bei Ratten mit Hilfe von elektromagnetischen Radarwellen erfolgreich behandelt habe. (Was zeigt, daß auch ein blindes Huhn einem Körnchen Wahrheit sehr nahe kommen kann.) Leider ist auch gesundes Gewebe – wie die Versuche bald ergaben – sehr empfindlich gegen Radarwellen. Man probiert also weiter an den Zellen herum.

1964

Aus einem Brief von Dr. med. F. Huneke, Düsseldorf, „An seine Magnifizenz, den Rektor der Düsseldorfer Medizinischen Akademie, Herrn Professor Dr. Bay".

„Auf meine höfliche Zuschrift an Ihren Herrn Amtsvorgänger vom Februar 1963 erhielt ich bisher nur eine Empfangsbestätigung. Ich kann es verstehen, daß es der Akademie schwer fällt, eine Antwort zu finden, die in jedem Falle den gewohnten Vorstellungsbereich überschreiten muß. Aber gleichwie mit dem ersten Experiment der Atomzertrümmerung die klassische Physik durch eine gänzlich neuartige physikalische Denkrichtung, die Quantenphysik, überhöht wurde, ebenso wurde mit der Beobachtung des ersten Sekundenphänomens, das man einmal als das polare Gegenstück der Atomzertrümmerung erkennen wird, eine vertiefte Erkenntniswelt zwangsläufig in das wissenschaftliche Blickfeld gerückt.

Die Düsseldorfer Medizinische Akademie wird hiermit zum zweiten und letzten Male vor die historische Aufgabe gestellt, den Weg aus der immer toten exakten Teilforschung in die Seinsschicht der lebendigen Ganzheit zu finden und damit den Weg zu einer Vertiefung des gesamten naturwissenschaftlichen Denkens überhaupt zu bahnen. Am Ende der Erkenntnisreihe steht mit Notwendigkeit die durch das Experiment begründete Überwindung des Materialismus jeglicher Prägung."

„Vor der Weltöffentlichkeit richte ich an die Düsseldorfer Medizinische Akademie die schicksalschwere Frage, ob die Schule in ihrer selbstgewählten exakten Umzäunung so lebensfern geworden ist, daß man sich mit ihren Vertretern gar nicht mehr über Probleme einer lebensgebundenen Heilkunst unterhalten kann, wie sie das eigentliche Anliegen des Arzttums sein sollte.

Ich suche die große Begegnung mit der heute regierenden Universitätsmedizin, das heißt mit der exakten Forschung. Wir müssen den Weg aus der rationalen Sackgasse, in die sie geraten ist, durch ehrfürchtiges Erleben der arationalen Aussagen des Lebendigen suchen, wie sie uns das Sekundenphaenomen predigt. Fast 40 Jahre pausenloses Ringen um neue Erkenntnis und daraus erwachsene vielfach unwahrscheinliche Heilungsbeobachtungen geben mir wohl das Recht auf diese Begegnung. Ich glaube, die Geschichte würde kein Verständnis dafür haben, wenn man ihr wiederum aus dem Wege ginge." (Veröffentlicht in „Erfahrungsheilkunde" XIII/8 August 1964.)

Um ihn etwas zu trösten, schrieb ich meinem alten Freund: „Sie irren, verehrter Herr Doktor Huneke! Das Verhalten der Düsseldorfer Medizinischen Akademie entspricht vollkommen den Gepflogenheiten der regierenden Universitätsmedizin. Und es spricht nur für Ihre naive Redlichkeit, daß Sie noch heute an Objektivität und Gerechtigkeit der akademischen Medizin glauben. Sie leben, Herr Doktor, das ist ihr Fehler. Sie sind ein wandelnder Vorwurf. Zum Glück denkt die erhabene Hochschulmedizin in Jahrhunderten. Darum wird auch Ihr Name eines Tages als Leuchte der Wissenschaft in die Geschichte der Medizin eingehen. Schließlich mußte ein Paracelsus erst nahezu 400 Jahre tot sein, bis man ihn anerkannte."

In einem späteren Gespräch war er in Gedanken an die unzähligen Kranken, denen mit seiner Methode so leicht zu helfen wäre, ziemlich deprimiert. Da entschloß ich mich zu einem Gewaltmittel, um dieser Methode in der Öffentlichkeit zum Durchbruch zu verhelfen: Ich wandte mich an die Redaktionen der großen Zeitschriften. „Stern" und „Quick" lehnten ab. Die „Neue Post" jedoch sagte zu. Und so kam es zu einem Novum in der Zeitungsgeschichte: Die Redaktion brachte 5 ihrer Leser in mein Studio, die seit Jahren von Fachärzten und in Kliniken vergeblich behandelt wurden. Ich mußte mich verpflichten, daß man auch über Mißerfolge meiner Behandlung berichten dürfe. Untersucht wurde dann mit meinen Methoden, behandelt mit homöopathischen Hautinjektionen. Nach der Behandlung waren 4 Patienten, darunter eine Arm- und eine Beinlähmung, vollkommen beschwerdefrei. Bei dem fünften Fall hatte ich keinerlei Erfolg. Die Fotos der Patienten – vor und nach der Behandlung – wurden veröffentlicht. Das Ergebnis dieser Berichtserie war verblüffend. Von Kollegen wurde ich angegriffen, weil ich in der „Regenbogenpresse" erschienen sei. Das sei standesunwürdig. Nun, die Millionen Leser der „Regenbogenpresse" sind für mich nicht Menschen zweiter Klasse. Ein Ärztefunktionär zeigte mich bei der Staatsanwaltschaft an, das sei Betrug. Ich schrieb dem Staatsanwalt, daß ich das Experiment vor Gericht gerne mit beliebigen Patienten wiederholen würde. Das Verfahren wurde eingestellt. Doktor Ferdinand Huneke schrieb mir einen begeisterten Dankesbrief. Doch was für mich das wichtigste Ergebnis war, heute erscheinen laufend Artikel über Neuraltherapie nach Huneke in den Zeitschriften, auch in „Quick" und „Stern". Aber auch viele Ärzte schrieben mir, das muß hier gesagt werden – und baten mich um nähere Auskunft über dieses Behandlungsverfahren. Ich erwies sie an die „Internationale medizinische Gesellschaft für Neuraltherapie nach Huneke", München Grünwald.

Dr. Ferdinand Huneke bildete laufend Heilpraktiker in seiner Praxis aus und wurde deshalb immer wieder von seinen Kollegen angegriffen. Seine Antwort: „Die Heilpraktiker hielten als einzige zu mir, als kein Arztfunktionär etwas von mir wissen wollte". Aber die „Internationale medizinische Gesellschaft für Neuraltherapie nach Huneke" duldet keine Heilpraktiker als Mitglieder. *Und was ist die Folge? Inzwischen gibt es Lehrbücher für Neuraltherapie für Ärzte, mit vielen Bildern und in bestem Medizinaldeutsch. Nur – mit Heilkunst haben sie nichts zu tun. Es sind Anleitungen für bestimmte Injektionstechniken, die dazu verführen, Impletol literweise zu verspritzen. Von dem Geist der genialen Entdeckung der Brüder Huneke haben sie nichts erfaßt. „Du gleichst dem Geist, den du begreifst..." und Schulmediziner können anscheinend nicht über ihre Schatten springen. Aber lebendige Menschen – und schon gar nicht Kranke – lassen sich nicht in Lehrbuch-Schemata pressen.*

Dennoch habe ich größte Hochachtung vor dem Präsidenten der „Internationalen Huneke-Gesellschaft": Dr. P. Dosch schrieb nicht nur das wissenschaftlich fundierteste und grundlegende Werk der Neuraltherapie, er kämpft den aussichtslosen Kampf, der Schulmedizin etwas beweisen zu müssen, was mit den Methoden der Schulmedizin einfach nicht beweisbar ist. (Warum, darüber später mehr.)

Fassen wir zusammen, so ergibt sich folgendes Bild: Obwohl hier und da einzelne Flämmchen der großen Wahrheit aufflackern, obwohl Pioniere der Medizin in eindeutiger Beweisführung das vorherrschende medizinische Weltbild ad absurdum führten, wohin man blickt herrschen Verbohrtheit, Blindheit, Engstirnigkeit, ausgestattet mit den Waffen der Verspottung, der Verleumdung und des Totschweigens. Wir Heilpraktiker jedoch stehen fest auf einem Boden, den sich unsere Gegner – von den Tatsachen gezwungen – erst mühsam erschließen müssen.

Zu bedauern sind dabei – der autoritätsgläubige Arzt und sein Patient...[20]

---

20. Die vom Kollegen Dahn erwähnten „einzelnen Flämmchen der großen Wahrheit, die aufflackern" sind seit ihm ohne Frage mehr geworden und durchaus auch etwas größer. Sie sind aber noch zu wenig und noch viel zu klein, so daß der Kern seiner Aussage auch heute noch richtig ist. Es gilt also konsequent den Weg weiterzugehen und zu kämpfen. Das Ziel lohnt sich hierfür auf jeden Fall.

Wenn Kollege Dahn davon spricht, daß wir Heilpraktiker jedoch auf festem Boden stehen, so muß ermahnend hinzugefügt werden, daß dieser Boden in den letzten Jahren im Rahmen der Berufs- und Medizinalpolitik einiger Funktionäre des Berufsstandes auch schon ins Wanken geraten ist. Wenn wir das Erbe unserer Ahnen in die Zukunft hinein tragen wollen, ohne uns dem Neuen, Positiven nicht zu verschließen, und wir den Berufsstand mit seinem grundsätzlichen Denkmodell erhalten wollen, gilt es wachsam zu sein und auf diejenigen ein wachsames Auge zu halten, die mit schönen Worten unseren Berufsstand in Gefahr bringen.

Das Problem der Ganzheit

Der Heilpraktiker ist vor allen Dingen bemüht, den Patienten in seiner Ganzheit zu erfassen, um so die eigentlichen Ursachen zu ergründen, die zu der gegenwärtigen Krankheitssituation geführt haben. In der Bekämpfung und Ausschaltung dieser, dem Schulmediziner meist verborgen bleibenden Ursachen sieht er seine wesentliche Aufgabe.[21]

Will man aber eine Ganzheit erfassen, so muß der erste Schritt die Erfassung aller Einzelwerte des Objektes sein, welches einer Ganzheitsschau unterzogen werden soll. Im Falle des Menschen sind das seine psychosomatischen Funktionen, Fähigkeiten und Bedürfnisse.

Der Zweite Schritt muß die Überwindung jeder Einschränkung der Ganzheit in ihrer Objektbezogenheit sein. Der Mensch muß also in all seinen Verbindungen und Beziehungen zu seinem äußeren und inneren Milieu erfaßt werden. (Darum füllt jeder Patient in meiner Praxis vor der Untersuchung einen ausführlichen Testbogen aus.)

Der dritte erforderliche Schritt ist die Synthese der gefundenen Einzelwerte mit dem Ergebnis der Ganzheitsschau. Stimmen Analyse und Synthese überein, so müssen sich notwendigerweise Gesetzmäßigkeiten herauskristallisieren, mit deren Hilfe alle krankhaften Erscheinungsformen menschlichen Lebens analysiert und erklärt werden können. Nur wenn dieses Ergebnis uneingeschränkt erzielt wird, ist der Begriff der Ganzheitsschau gerechtfertigt.

---

21. Jede Kollegin und jeder Kollege ist aufgefordert, darüber zu wachen, daß dies auch weiter geschieht. Jede neue Kollegin und jeder neue Kollege, der nicht nach diesem Grundprinzip handelt, schadet dem Berufsstand in seiner Gesamtheit und damit letztlich auch den Patienten.
Die berufs- und medizinalpolitische Entwicklung, die Ausbildungsentwicklung in den letzten Jahren und die steigende Zahl derer, die den Beruf des Heilpraktikers anstreben, haben dazu geführt, daß „das Problem der Ganzheit" nicht immer deutlich erkannt und danach gehandelt wird.
In dieser Frage fällt den Berufsverbänden eine besonders wichtige, wenn nicht gar die wichtigste Aufgabe zu.
Nur wenn der Heilpraktiker mit dieser vom Kollegen Dahn gemachten Verdeutlichung weiter wirkt, wird ihm auch die Zukunft sicher sein.

Während die Schulmedizin auch heute noch von jenen Faktoren ausgeht, die meßbar, greifbar, sichtbar sind, also von einer rein materialistischen Betrachtungsweise, sah der Heilpraktiker im Körperlichen schon immer die Materialisation des Geistes. Für uns ist tatsächlich der Leib das Kleid der Seele. So bemüht sich der Heilpraktiker stets um das Erkennen der menschlichen Leibseele-Einheit und um die Behandlung dieser Ganzheit. Jede andere Behandlungsweise muß ihm als Flickwerk erscheinen. Und überblickt man die Geschichte der wissenschaftlichen Forschung, so kommt man zu einem auf den ersten Blick verblüffenden Ergebnis: Die Wissenschaft kann bei all ihrem Mühen stets nur Faktoren entdecken, welche die Richtigkeit dieser Grundeinstellung des Heilpraktikers beweisen. (Beispiele siehe Chronik). Das ist auch nicht anders möglich, denn jedes wissenschaftliche Forschen kann sich ja nur innerhalb der von uns geübten Ganzheitsschau bewegen.

So finden wir Heilpraktiker in allen grundlegenden Entdeckungen immer nur die Bestätigung unserer Anschauungen und der aus ihnen hervorgegangen Behandlungsmethoden. Aus diesem Grunde aber auch werden wir mit unserer geistigen Betrachtungsweise dem schulmedizinischen Denken stets mehrere Nasenlängen voraus sein...

Andererseits bieten uns aber die Forschungsergebnisse der Schulmedizin die Möglichkeit der Veranschaulichung und die Beweise für die Richtigkeit unserer aus geistiger Schau gewonnenen Erkenntnisse. Zu diesem Zwekke brauchen wir nur die unterschiedlichen Faktoren in einen ordnenden Zusammenhang zu bringen und mit Tatsachen vereinen, die man – da unbequem – einfach verschweigt.

Wir befinden uns also in der erfreulichen Lage, mit den Mitteln und Methoden unserer Gegner die Richtigkeit unserer Anschauungen und unseres Handelns zu untermauern; den Beweis für die Richtigkeit liefern unsere täglichen Behandlungserfolge.

Das Prinzip der Entwicklung

Um alle Symptome und Einzelwerte des Gegenstandes unserer Untersuchung zu erfassen, bedarf es einer ordnenden Methodik, wenn wir uns nicht hoffnungslos verirren wollen. Diesen Fehler begingen auf dem Gebiete der Medizin z. B. die Vertreter der Zellular-, der Humoral- und der Konstitutionspathologie. Sie konstruierten jeweils einen für ihr System passenden gemeinsamen Nenner, unter den sie alle Einzelwerte zwingen wollten. Ein derartiges Verfahren konnte nur in jene Sackgassen führen, in denen die heutige Schulmedizin nach Auswegen sucht.

Dabei finden wir im Naturgeschehen selbst jenen Faktor, den alle Erscheinungen und Formen des Lebens unterworfen sind. Es ist das Prinzip der Entwicklung.

Beginnen wir daher unsere Untersuchung bei den uns bekannten Grundformen des Lebens.

Das Urprinzip der Reizbarkeit

Alle Lebensformen haben die Fähigkeit, Reize zu empfangen und auf Reize zu reagieren. Wo diese Fähigkeit erlischt, dort erlischt das Leben. Das gilt selbst für einzellige Organismen. Die spezifische Reizbarkeit ist gekennzeichnet durch die Art der Reizquelle. So spricht man von Phototaxis, Chemotaxis usw...

Die Fähigkeit des Reizempfanges und der Reizverarbeitung (Reaktion) bildet die entwicklungsgeschichtliche Grundlage für die Entstehung des Nervensystems:

Das noch unspezifizierte Nervenfasernetz des Süßwasserpolypen, das Nervenknotensystem der Würmer, das Neuralrohrsystem mit Hirnbläschen und peripherem Nerv, das Strickleitersystem mit Kopf-, Unterschlund- und Strickleiterganglien, das bereits im Vorder-, Mittel-, Zwischen- und Kleinhirn, Medulla, Rückenmark, Ventrikel und Infundibulum gegliederte Zentralnervensystem der Fische, – das alles sind Stationen der Entwicklung des Nervensystems, welche in der Großhirnrinde des Menschen ihren gegenwärtigen höchsten Stand erreicht hat.

Bereits diese Entwicklungskette läßt ein Grundgesetz erkennen, welches für alle Bereiche des Lebens Gültigkeit hat und daher für unser Thema von größter Bedeutung ist:

In jeder höheren Entwicklungsstufe bleiben alle Fähigkeiten der vorangegangenen Stadien voll erhalten.

Erworbene Fähigkeiten gehen also niemals verloren, vielmehr gehen sie auf innerhalb einer höheren Funktionsqualität.

Ohne Entwicklung kein Leben

Triebfeder dieser Entwicklung zu immer komplizierteren und damit höheren Organisationsformen ist der Lebensimpuls an sich, nämlich das Bedürfnis, den Organismus immer anpassungsfähiger zu gestalten. Der Urwille zum Leben entwickelt immer höhere Fähigkeiten der Reaktion auf immer kompliziertere Umweltreize im Sinne der bestmöglichen Existenzerhaltung. Auf der einen Seite des Begriffes „Leben" haben wir also den Faktor „Umweltreiz", auf der anderen Seite den Faktor „Reizbarkeit" (=Reizempfang + Reaktion), der durch den Ergänzungsfaktor „Erfahrung" seine analytischen Fähigkeiten immer mehr vervollkommnet – und zwar in Form einer höheren Spezialisierung bzw. Organisation.

Begünstigt wurde die spezialisierte Entwicklung durch den Übergang verschiedener Lebensformen aus dem Meere auf das Festland. Die Fähigkeit, Reize aufzunehmen und darauf zweckmäßig – d. h. im Interesse der Existenzerhaltung – zu reagieren, mußte unter höheren Lebensbedingungen auch zur Entwicklung höherer Lebensformen führen. So wurde z. B. durch die neuen Raumverhältnisse das Empfangen von Reizen aus größeren Entfernungen zur Notwendigkeit und zwang zur Entwicklung und Weiterbildung entsprechender Sinnesorgane.

Die differenzierte Entwicklung der verschiedenen Arten hingegen erfolgte nach dem Prinzip des biologischen Gleichgewichts: Je widerstandsfähiger gegen Umwelteinflüsse der physische Organismus, um so unentwickelter die Fähigkeit der Reizanalyse und der damit gekoppelten Reaktionssynthese. Umgekehrt formuliert: je anfälliger („lebensuntüchtiger") der physische Organismus, um so größer die Fähigkeit der spezifischen Reizaufnahme und Reizauswertung. Die Realität dieser Feststellung läßt sich überall im Tierreich kontrollieren: am Verhalten der Würmer, der Insekten, der Vögel und der Säugetiere – seien es nun Dickhäuter oder Feldmäuse.

Der Umweltreiz war und ist im entwicklungsgeschichtlichen Sinne Sieb bei der Auswahl und richtungsweisender Antrieb bei der Entwicklung der Arten:

So wirkt in einem Bach bereits die Strömungsgeschwindigkeit als Ausleseverfahren; je langsamer das Wasser fließt, um so zahlreicher die Arten, welche hier existieren können. Ändert sich der Chemismus des Gewässers, so ändert sich damit auch die Reizwelt, die der Bach lebenden Organismen zu bieten hat. Gleiches gilt für Temperaturveränderungen usw. (Wir finden in den aus heißen Quellen gespeisten Bächen des javanischen

Hochgebirges bei 51° C Wassertemperatur nur noch dampfende Algen, auf denen jedoch immer noch eine Mückenlarvenart, die Dasyhelea tersa Joh., existieren kann.)

Dementsprechend ist auch der Mensch in seiner psychosomatischen Ganzheit stets das Produkt seiner umweltgebundenen Entwicklungsgeschichte. Man vergleiche z. B. einen Nordländer mit einem Äquatorianer. Der Nordmensch: Ein Leben auf kargem Boden bei kurzen Sommer- und langen, oft harten Winterperioden schuf wetterfeste, scharf rechnende und scharf denkende, auf Vorrat bedachte, sparsame, vorsichtige, ernste Menschen. Je mehr wir uns dem Äquator nähern, um so stärker wandeln sich diese Charakteristika: Je gebefreudiger sich die Umwelt dem Menschen gegenüber zeigt, um so leichter lebt und handelt er auch.[22] Umweltreize sind für den Grad der Entwicklung entscheidend. Daraus erklärt sich auch die schnellere technisch-zivilisatorische Entwicklung in Ländern mit härteren Lebensbedingungen. Wären auf unserem Erdball allein die klimatischen Gegebenheiten vertauscht, so würden wir heute nach Entwicklungshilfe rufen. Ein heißes Klima und eine Umwelt, welche alle Ansprüche des Körpers bei einem Mindestmaß von Anstrengung befriedigt, sind kein Boden, auf dem dringende Probleme gelöst werden müssen. Treten diese Probleme dennoch auf und wird deren Lösung durch entsprechende Hindernisse unterdrückt (Verelendung der Masse auf Kosten einer herrschenden Oberschicht), so kann sich der Mensch die Lösung außerhalb der gegebenen materiellen Gesetzmäßigkeiten suchen:

Philosophische Systeme von bestechender Schönheit und Erhabenheit entstehen und schenken innere Freiheit (Buddhismus, Yoga-Methoden usw.).[23]

---

22. Eine wichtige Problematik im Rahmen einer Ganzheitsbehandlung. Die Körper- und Antlitzdiagnostik stellt hierbei ein hervorragendes und erfolgreiches Hilfsmittel dar. Die Anlagen und Schwächen eines Menschen zu erkennen, ist wesentliche Grundlage für die weitergehende Behandlung.
23. In den letzten Jahren hat sich auf diesem Gebiet sehr viel getan. Es ist aber auch kritisch festzustellen, daß sich auf dieser Entwicklungswelle schwimmend vieles auch negativ und in die falsche Richtung entwickelt hat aus wirtschaftlichen Motiven heraus oder auch den Boden verlassend ins Extreme mündend. Auch hier kommt dem Heilpraktiker eine wichtige Aufgabe zu, für ein gesundes Maß Sorge zu tragen.

Natürlich gelten die gleichen Gesetzmäßigkeiten auch (und zusätzlich) für die Entwicklung des Individuums innerhalb der Gemeinschaft. Krasse Beispiele bieten der Selfmademan („vom Schuhputzer zum Millionär") einerseits und der Playboy andererseits. Das sind auch die Gründe, warum Größen menschlichen Geistes stets nur in einem materiellen oder (und) seelischen Umweltnotstand aufleuchten.

Instinktreflexe

Damit nähern wir uns einem Kernproblem, der Frage nach dem Wesen von Begriffen wie Instinkt, Intellekt und Reflex.

Fabre, der das Studium dieser Fragen zu seiner Lebensaufgabe machte, kommt. z. B. zu der Schlußfolgerung: "Der Instinkt kennt alles auf den ihm vorgezeichneten, unabänderlichen Bahnen; alles außerhalb dieser Bahnen bleibt ihm unbekannt. Eingebungen von höchstem Wissen und erstaunliche Dummheiten sind gleichzeitig sein Teil, je nachdem das Tier unter normalen oder ungewöhnlichen Umständen handelt."

Ein Beispiel soll dies erläutern: Die Sandwespe der Languedoc beweist ihr „chirurgisches Geschick" dadurch, daß sie eine Raupe durch Dolchstöße genau in die Brustganglien und durch Druck auf die Gehirnganglien vollständig lähmt. Der geringste „chirurgische" Fehler würde die Beute töten. Dann legt sie ein Ei auf die Brust ihrer Beute, schleppt sie in eine Erdgrube und mauert sie dort ein. So findet die aus dem Ei kriechende Larve stets reichlich Frischnahrung vor.

Entfernt man nun Ei und Raupe in dem Augenblick, in dem das Insekt mit der Vermauerung beginnt, dann läuft die Kette der ererbten Reflexe trotz ihrer nunmehrigen Sinnlosigkeit ab: Die Wespe, welche unser Tun aus sicherer Entfernung beobachtete, kehrt zurück, inspiziert sorgfältig die nunmehr leere Höhle und – mauert sie gewissenhaft zu.

Zum Unterschied nun ein „höheres" Verhaltensbeispiel, welches jedoch ebenfalls noch keinerlei Spuren von Intelligenz zeigt:

Einem Elefanten im Zoo von Lissabon hat man folgendes Verhalten beigebracht: Reicht man ihm ein Geldstück, so wirft er es in eine Kassette und betätigt eine Glocke, worauf der Wärter kommt und ihm einen Leckerbissen gibt. Natürlich „denkt" das Tier nicht. Vielmehr handelt es sich hier um eine durch Dressur eingefahrene Reaktionskette, die dem Freßinstinkt gewissermaßen angekoppelt wurde und auf den Reiz „Geldstück" prompt abläuft. Wir können hier auch von zwei bedingten oder erworbenen Reflexen sprechen, – 1. Münze in Kassette, 2. Betätigung der Glocke –, die einem unbedingten oder angeborenen (ererbten) Reflex – Freßlust – eingebaut wurden.

Zum Unterschied von den primitiveren Formen des Nervensystems zeigt dieses Beispiel eine grundsätzlich neue Fähigkeit: Das Verhalten besteht nicht nur aus einfachen Reaktionen auf Reize; vielmehr kommen zu den ererbten Erfahrungen der Art (Instinktreflexionen) die eigenen individuellen Erfahrungen (bedingte Reflexe) hinzu. Diese Kombination ermöglicht dem Organismus eine zweckmäßige Reaktion auf ganze Bedingunssysteme, unter denen er zu leben hat.

Erreichen nun diese Bedingungssysteme einen elementaren Wert für die ganze Art, so müssen sich – soll die Art nicht aussterben – aus den bedingten Reflexen entsprechende vererbbare Instinktreflexe (unbedingte Reflexe) entwickeln. (Ein Vorgang, der mit dem Wandel der natürlichen Umgebung einhergeht und Jahrhunderte umfassen kann.) Dabei werden jedoch ältere ererbte Reflexbahnen nicht gelöscht.

Diese für unser Thema sehr wichtige Feststellung klingt zunächst unwahrscheinlich, entspricht jedoch den Tatsachen. Hier sei nur an den Stubenhund erinnert, der sich vor Einnahme der Ruhelage mehrmals um sich selbst dreht, weil seine Vorfahren erst das Präriegras niedertreten mußten, um sinnlose Weckreize von seiten des Grases, Temperaturreize des Bodens usw. auszuschalten,- Dinge also, die innerhalb der Stube und beim Luxushund seit Generationen keine Rolle mehr spielen. Setzt man andererseits einen in Gefangenschaft geborenen Luxushund aus und läßt ihn verwildern, so treten sehr schnell unbedingte Reflexe in Aktion, die ihm das Überleben unter den erschwerten Bedingungen seiner Vorfahren erleichtern.

Auf meinem biologischen Versuchsgelände in Oberleuken werden u. a. Hühner-, Enten- und Gänse-Küken aus dem Brutschrank der „Wildnis" ausgesetzt, um ihre Entwicklung zu beobachten. Auch ohne Muttertiere flüchten die Kleinen beim Auftauchen einer Raubvogelsilhouette sofort in die Büsche. Und die Junghühner übernachten ohne Belehrung „von selbst" auf dichtbelaubten Ästen der Bäume, um vor Bodenräubern sicher zu sein.

Stammhirn und Hirnrinde

An dieser Stelle muß zunächst eine klinisch-experimentell gesicherte Tatsache genannt werden: Die Fähigkeit zur Koppelung von Instinkt und Eigenerfahrung ist abhängig von der Entwicklung der Nervenzellen der Großhirnrinde (Kortex) und deren Zusammenarbeit mit den Stammhirnzentren (Subkortex), wobei die Instinktzentren im Stammhirn verankert sind.

In der Tierwelt finden wir die höchstentwickelte Form der Großhirnrinde bei den Affen. Das Ergebnis dieser Entwicklung ist die Primitivform des intellektuellen Verhaltens: Hier wird bereits innerhalb der Art die Erfahrung vererbt, daß sich mehrere scheinbar voneinander unabhängige Faktoren zum Wohle der eigenen Existenz kombinieren lassen.

1. Beispiel: Vor dem Käfiggitter liegt eine Frucht in einer für den Affen unerreichbaren Entfernung. Gibt man dem Tier einen Stock, so stellt es eine Beziehung zwischen Stock und Frucht her und angelt sich letztere heran.

2. Beispiel: Hängt man eine Frucht in entsprechender Höhe auf und stellt eine Kiste in den Raum, so zieht das Tier bald die Kiste unter die Frucht und klettert hinauf. Sollte die Frucht noch immer zu hoch hängen, so holt es sich den Stock und angelt nunmehr von der Kiste aus nach der Frucht. Jedes andere Tier würde ohne Dressurakt unter gleichartigen Bedingungen resignieren.

Der Affe kann also (zum Unterschied von allen anderen Tieren) vor einer Handlung, die der unmittelbaren Befriedigung eines Bedürfnisses dient, eine oder mehrere vorbereitende Handlungen durchführen, deren biologischer Sinn sich erst aus der abschließenden Tat ergibt.

Die Anthropologie betrachtet bekanntlich den Affen als unseren Vetter zweiten oder dritten Grades. Mit anderen Worten: Der Mensch ist das Ergebnis gleichartiger Entwicklungsbedingungen von jedoch unterschiedlicher Zielsetzung. Wir müssen also zunächst eine Antwort auf die Frage nach dem grundlegenden Unterschied zwischen Mensch und Tier finden, ohne dabei auf philosophisch-theologische Gebiete abzuschweifen.

Mensch – Krone der Schöpfung

Die höchste Entwicklungsform belebter Materie überhaupt bildet die menschliche Großhirnrinde. Das Entwicklungsergebnis: Intellekt plus Existenzbewußtsein.

Viele entscheidende Faktoren waren erforderlich, um eine derartige Entwicklung zu ermöglichen. Erwähnt seien hier nur der Übergang zur aufrechten Körperhaltung und die sich daraus ergebenden statisch-anatomisch-physiologischen Verhältnisse, das Freiwerden der vorderen Glieder und deren Entwicklung zu reinen Werkzeugen, die Entwicklung der Sprache und so fort.

Es wurde bereits betont, daß jede höhere Entwicklungsstufe alle Fähigkeiten und Merkmale der vorangegangenen Stadien enthält. Diese Summation von Altwerten nennen wir – Psyche (im medizinischen, nicht im philosophischen Sinne). Setzen wir nun für Bewußtsein e (ego), für Intellekt i, für Psyche psy und für das körperliche Geschehen (Soma) so, dann können wir folgende Formel aufstellen:

Subkortex : Kortex = Mensch = e^i : (psy x so) = Kortex : Subkortex

Geht die Gleichung auf, so herrscht „Gesundheit" = Harmonie zwischen Organismus und Reizwelt (wobei bewußt der Abnutzungs- oder Sterblichkeitsfaktor als unumgängliches Zeitattribut des Bios unberücksichtigt bleibt). Verbleiben Plus- oder Minusreste, so haben wir es mit entsprechenden Krankheitssituationen zu tun. Bei dieser Betrachtungsweise wird die Ursache der Disharmonie zwar nicht überflüssig, aber zum zweitrangigen Problem. Sie kann somatischer Natur sein und a) psychisch, b) somatisch und c) psychosomatisch wirken: sie kann psychischer Natur sein und a) psychisch, b) somatisch und c) psychosomatisch wirken. Natürlich kann auch eine psychosomatische Ursache Wirkungen auf allen drei Ebenen erzeugen. Diese Zusammenhänge mit ihren stets fließenden Übergängen finden in der Praxis ja alltäglich ihre Bestätigung.

Andererseits kann eine schwere somatische Störung (z. B. Amputation einer Extremität) durch entsprechende Kürzungen in der Gleichung kompensiert werden und eine Harmonie das Ergebnis sein: der Schwerbeschädigte ohne Minderwertigkeitskomplexe, bzw. das psychische Ja zum Leiden.

Zusammenfassung

Ohne Ausgewogenheit des Zusammenspiels zwischen Stammhirn und Großhirnrinde keine Gesundheit; und kein Krankheitszustand ohne entsprechende Störungen der Stammhirn-Großhirnrinden-Funktion. (Den klinisch-experimentellen Beweis für die Richtigkeit dieser Behauptung erbrachte bekanntlich u. a. Speransky mit seinen reihenweise durchgeführten Gehirnoperationen.)

Und nur unter diesen Aspekten ist ein Erfassen des Menschen in seiner Ganzheit als Krone der Schöpfung möglich. Denn wie bei jeder Wertung muß man auch hier von den niedrigsten und höchsten Werten ausgehen, – beim Menschen also von dem Grundprinzip der Reizbarkeit des vergänglichen Körpers und von der Unsterblichkeit seiner Seele, deren göttlicher Funke sich in dem Zusammenspiel von Subkortex und Kortex als Deus in machina manifestiert. (Man verzeihe das scheinbare philosophische Wagnis an dieser Stelle, jedoch nimmt es lediglich Späteres vorweg.)

Konnten wir das Prinzip der Reizbarkeit als Grundelement des Lebens bezeichnen, so ist das Grundprinzip des Reizes die

Erregung

Unter Erregung versteht man bekanntlich die durch einen Reiz veranlaßte Zustandsänderung von Sinneszellen oder freien Nervenenden und die dabei ablaufenden physikalischen und chemischen Vorgänge. Erregungsprozesse finden ihren Ausdruck in den Aktionsströmen der peripheren Nerven und des Zentralnervensystems (letztere z. B. dienstbar gemacht im Elektroenzephalogramm).

Eine Erregung ohne das gleichzeitige Vorhandensein einer Hemmung ist in der Natur unmöglich.

Hemmung

ist daher der notwendige Gegensatz der Erregung und findet ihren Ausdruck durch gedämpfte Aktivität, was man irreführenderweise mit Ruhestand bezeichnet. Ruhe entspricht (auch neurophysiologisch) nicht einer absoluten Nullschaltung, sondern einer gedrosselten Leistung. Eine absolute Nullschaltung, belebter Materie ist unmöglich, denn Leben ist Aktivität. Absolute Drosselung der Lebensaktivität ist daher gleichbedeutend (menschlich-subjektiv gesehen) mit dem rückläufigen Prozeß der Zerstörung – so wie es auch keinen absoluten Nullpunkt zwischen Tod und Leben, Sein und Nichtsein gibt.

Hemmung im Nervensystem bedeutet also ein aktives Geschehen mit dem Ziel verminderter Organaktivität. Die Fähigkeit der aktiven Hemmung ist für die Bio-Organisation von gleich großer Bedeutung wie die Fähigkeit zur Aktivität durch Erregung.

Eine Fülle innerer und äußerer Reize physikalischer, chemischer und biologischer (infektiöser) Natur stürmen Tag für Tag auf das Nervensystem ein; Auswahl und Verarbeitung dieser Reize zur Existenzerhaltung ist die Hauptaufgabe des Nervensystems in seiner Ganzheit. Diese Aufgabe kann es nur durch die Fähigkeit der aktiven Hemmung zweckfremder Reizimpulse erfüllen.

Konzentration und Irradiation

„In der Biologie gilt als ein Grundgesetz, daß alle Stellen mit lebhaften Stoff- und Kraftumsätzen stets elektrisch negativ erscheinen, gegenüber den benachbarten, weniger aktiven daher als positiv bezeichneten Orten und jede Erregung in einem leben Gebilde eine Welle der Negativität durch ein Organ oder seine Teile treibt." Und – „Die Stromausbreitung von einer Reizstelle weg erfolgt nicht vollkommen verlustlos, sondern die Stromstärke wird immer schwächer und an entfernteren Stellen schließlich unmerkbar: die Erregungsleitung erleidet unterwegs ein sogenanntes Dekrement (d. i. Schwächung)." (Dr. J. Gicklhorn, Prof. für Geschichte der Naturwissenschaften an der Universität Wien.)

Da es sich um ein biologisches Grundgesetz handelt, müssen wir es auch für den Bereich der Gehirnfunktionen gelten lassen, also: Ausbreitung und Hemmung einer Erregung innerhalb des Gehirns unterliegen elektrophysikalischen Gesetzmäßigkeiten. Wird die Aufnahmezelle im Zentralnervensystem von einem Sinnesreiz erregt, so verhält sie sich zur ihrer Umgebung elektrisch negativ; dadurch wird die Erregung als Welle der Negativität auf die benachbarten Zellen des Zentralnervensystems übertragen: Die Erregung irradiiert innerhalb des Gehirns und bildet einen mehrere Zellen umfassenden Erregungsherd. Dabei kann sich die Erregungswelle gleichmäßig nach allen Richtungen hin ausbreiten, wobei ihre Intensität nach dem Wellenprinzip mit dem Maße ihrer Entfernung von der Ausgangsstelle im Gehirn abnimmt.

Bei Vorhandensein entsprechend vorgebildeter Reflexbahnen im ZNS kann die Ausbreitung der Erregung – den Erfahrungen des Individuums entsprechend – auf eine Richtung beschränkt bleiben, die Irradiation also elektiv verlaufen. Wir haben es demnach mit einem genial einfachen Verfahren zu tun.

Bei Prof. Dr. W. Scheidt (siehe Chronik 1947, *Seite 45*) wird die Sache sofort komplizierter, da auch er nicht den Schatten seiner Ausbildung überspringen und die Dinge nicht innerhalb der Ganzheitsorganisation überblicken kann. Richtige Grundideen versanden sofort wieder in einer lokalistisch-mechanistischen Betrachtungsweise:

Scheidt ist der Auffassung, daß die Nervenfasern kein festes Netz von Leitungsbahnen bilden. Er theoretisiert vielmehr über ein bewegliches System von Molekülen, welches nach Bedarf immer neue Bahnen bildet zwecks Ausgleich bioelektrischer Spannungen. Diese Verbindungen nennt er „Leitfadenringe", die nach Pflichterfüllung jedoch nicht wieder ganz zerfallen, sondern bruchstückweise als Art Gedächtnis bestehen bleiben (Scheidt nennt es „Altschichtbild") und so neue Bahnbildungen in ähnlicher Richtung begünstigen.

Welch Komplikation einfachster Vorgänge!

Statt die vorhandenen Neuralbahnen zu benutzen, läuft der Prozeß nach angeblich eigenelektrischen Gesetzen vollkommen unabhängig von ihnen ab. Das widerspricht nicht nur allen Gesetzen der Elektrobiologie, die ja immerhin eine exakte Naturwissenschaft ist; diese Theorie (geboren aus dem krampfhaften Versuch einer Erklärung unabänderlicher Tatsachen, ohne dabei die Sünden vergangener Jahrzehnte eingestehen zu müssen) steht in krassem Widerspruch zu den experimentell gesicherten Fakten:

1.a) Das Gehirn besitzt immerhin 10.000 Millionen Nervenzellen.

b) Stöhr (s. Chronik 1946) wies mit dem von ihm entdeckten Nervenkreislauf anatomisch nach, daß jede dieser Zellen mit jeder anderen auf dem Wege über die Peripherie des Körpers in Verbindung steht. (Und gerade dieser Weg über die Peripherie mit seinen bioelektrischen Schwankungen ist ja im medizinischen Sinne so entscheidend wichtig, wie wir noch sehen werden!) Wer will, mag sich ausrechnen, welche ungeheure Zahl an Kombinationsmöglichkeiten sich daraus ergibt. Und gerade weil es sich um lebendes, also Erfahrung sammelndes Gewebe handelt, können sich leicht durch Wiederholung entsprechende Reflexbahnen einfahren.

2. Wenzel und Tschirgl, Physiologen der Universität Kalifornien, entfernten bei einigen Versuchstieren eines Wurfes sofort nach Geburt eine der beiden Hälften der Großhirnrinde, während sie die übrigen Jungtiere normal aufwachsen ließen. Die operierten Tiere lernten wie die normalen Geschwister links von rechts zu unterscheiden, sich bei Orientierungsversu-

chen im Labyrinth zurechtzufinden usw. Dieses Experiment schlägt jedoch fehl, so berichteten die beiden Forscher, wenn man die Operation erst in einem späteren Entwicklungsstadium ausführt. Sind erst einmal die Nervenbahnen entwickelt, so können derartige Normalfunktionen nicht mehr auftreten. (-weil eben die armen Tiere noch nicht von den Möglichkeiten der Scheidtschen Molekularleitfadenringe gehört haben, möchte man hinzufügen.)

Ich wiederhole also:

Bei Vorhandensein entsprechend vorgebildeter Reflexbahnen im Zentralnervensystem kann die Ausbreitung der Erregung – den Erfahrungen des Individuums entsprechend – auf eine Richtung beschränkt bleiben, die Irradiation also elektiv verlaufen.

Dem gegenüber steht die Fähigkeit zur Konzentration der Erregung (eine biologische Notwendigkeit, jedoch anscheinend nicht für Scheidt). Hier wird die Irradiation der Erregung durch das Setzen isoelektrischer Hemmungspunkte (Schutzhemmung) eingeengt. Der Erregungsherd im Gehirn bleibt in konzentrischer Stärke streng lokalisiert.

Eine Kombination beider Formen bildet den Boden, auf dem sich bedingte Reflexe durch Wiederholung entsprechender Reizketten einfahren können: Konzentration der Erregung bei gleichzeitiger elektiver Irradiation auf einen bestimmten Punkt im Gehirn, welcher seinerseits durch ein entsprechendes Pluspotential den negativen Erregunsimpuls anzieht. (So wirkt z. B. ein Nahrungsreiz um so kräftiger, je stärker das Potential Hunger ist.) Daraus erhellt ein weiterer Funktionsmechanismus: die Fähigkeit zur gegenseitigen

Induktion

Zwischen Erregung und Hemmung bestehen Wechselbeziehungen dergestalt, daß eine lokale Erregung im Gehirn an anderer Stelle eine entsprechende Hemmung auslöst: Der Zahnschmerz, der vor der Tür des Zahnarztes plötzlich verschwunden ist; jener Mensch, der während des Essens „nichts hört und nichts sieht"; der durch Erschrecken verschwindende Schluckauf usw. usw., nicht zuletzt das Heilfieber, dessen Wirkung in erster Linie darin besteht, daß eine starke Reizwelle eine entsprechende Welle der Schutzhemmung auslöst, die ihrerseits die entstandenen pathologischen Reflexverbindungen überspült und so dem Krankheitsprozeß die funktionelle Grundlage entzieht. (Maeterlinck formuliert etwas nebulös:

„Die moderne Medizin mit ihren Studien über innere Sekretion, Toxine, Anaphylaxie usw. könnte uns davon eine lange Liste liefern; aber das, was unsere Väter, die nicht gelehrt waren, einfach Fieber nannten, faßt die meisten dieser Beispiele zusammen." Dabei überschätzt er die Objektivität der sich im mikrokosmischen Geschehen verrennenden Medizin unserer Zeit.)

Denn schon jetzt sei betont: Es gibt kein Krankheitsgeschehen, was sich außerhalb und unabhängig vom neurophysiologischen Geschehen entwickeln kann; kein Leben ohne Reizfähigkeit – ohne Reizfähigkeit keine Anfälligkeit!

Diese einfachen Beispiele zeigen bereits, daß auch umgekehrt eine aktive Hemmung im Gehirn an anderer Stelle desselben eine adäquate Erregung bewirken kann. Anfangs-, Zwischen- oder Endphase dieses zentralen Geschehens können dabei durchaus peripher gebunden sein, wie es z. B. das Sekundenphänomen nach Huneke beweist (siehe Chronik 1925, *Seite 32*).

So kann man hier von negativer und positiver Induktion sprechen. Diese Erkenntnis ist in therapeutischer Hinsicht äußerst wichtig. Es eröffnet u. a. die bereits zum Thema Heilfieber angedeutete Möglichkeit, durch gezielte Erregungsimpulse aktive Hemmungen von einer derartigen Intensität zu erzeugen, daß durch Schutzhemmung eine Lösung pathologischer Erregungsherde der Großhirnrinde und des Stammhirns bzw. eine Vollentspannung das Ergebnis ist.

Hemmungsmodifikationen

Es gibt verschiedene Arten der Erregungshemmung, von denen hier nur einige genannt werden sollen.

Von einer einfachen Hemmung sprechen wir, wenn während des Ablaufes eines bedingten Reflexes ein neuer Reiz einwirkt. Beispiel nach Pawlow: Ein Hund wird daran gewöhnt, daß er nach einem Glockenton Futter erhält. Bald hat sich ein bedingter Reflex eingefahren dergestalt, daß bereits bei Ertönen des Glockentones Speichel- und Magensaftsekretion einsetzen. Gibt man jetzt zu dem Ertönen des Glockentones gleichzeitig einen starken Lichtreiz, so wird der bedingte Reflex je nach Stärke gehemmt oder aufgehoben. Hier haben wir es mit einer sogenannten einfachen Hemmung zu tun.

Die bedingte Hemmung zeigt folgendes Beispiel: Ein zweiter Hund wird daran gewöhnt, daß er nach Ertönen eines Glockensignals Futter erhält. Auch hier handelt es sich also um einen Reiz (Glockenton), der einen bedingten Reflex (Speichelabsonderung usw.) auslöst, welcher stets durch Fütterung seine Bestätigung erfährt. Nun gewöhnt man das Tier – unabhängig von der Fütterung – an ein Lichtsignal, bis es „abschaltet", d.h. wegen der biologischen Bedeutungslosigkeit des Lichtsignals nicht mehr reagiert (Schutzhemmung). Fallen nun beide Reize (Glockenton und Lichtsignal) zeitlich zusammen, so ist immer eine Hemmung des bedingten Reflexes die Folge, die bei alleinigem Glockensignal sofort wieder verschwunden ist. Es handelt sich also um eine (übungs-) bedingte Hemmung: a) Ton = Erregung, b) Licht = aktive Hemmung, a + b = gehemmte Erregung.

Das Prinzip der Löschhemmung wird durch die Tatsache verständlich, daß es sich bei bedingten Reflexen um das Ergebnis zeitweiliger Verbindungen von Nervenzellen handelt. Diese Verbindungen können daher verlöschen. Ertönt im obigen Beispiel die Glocke immer häufiger ohne Futterreichung, so erlischt bald der bedingte Reflex. Der Ton wird als falsches Signal gewertet und mit entsprechender Hemmung beantwortet, was naturgemäß zum Erlöschen der Reflexverbindung führt. Dieses Erlöschen betrifft jedoch zunächst nur die Funktion und ist nicht gleichbedeutend mit Auflösung. Koppelt man später den Ton wieder mit der Fütterung, so tritt die Reflexbahn bald wieder in Funktion.

Die Schlafhemmung: Schlaf – über dessen Funktionsmechanismen bis heute bei uns noch immer Unklarheit herrscht – ist ein physiologischer Zustand, dessen Grundlage der Prozeß der aktiven Hemmung ist zum Zwecke der Erholung der Ganzheitsorganisation. Von dem Maß der Ausbreitung der aktiven Schutzhemmung innerhalb der Großhirnrinde bis auf die ganze Hirnrinde hängen Art und Tiefe des Schlafzustandes ab. Werden an einzelnen Punkten der Hirnrinde bestimmte Erregungsschwellwerte erreicht, so antwortet das Nervensystem mit einer entsprechend aktiven Hemmung, die über Müdigkeit zum Schlafzustand führt. Dabei können relativ große Teile des Kortex von dieser Hemmung unberührt bleiben: Nachtwandeln; Babyreflex der jungen Mutter, die bei dem leisesten Signal des Kindes erwacht, aber auf andere stärkere Signale nicht reagiert usw.

In diesem Sinne ist auch die Wirkungsweise der üblichen Schlafmittel zu verstehen, die keineswegs, wie meistens angenommen wird, auf direktem Wege beruhigen oder betäuben: Durch Chemotaxis werden spezifische

Reize auf Interorezeptoren ausgeübt, deren Signale zu entsprechenden aktiven Schutzhemmungen führen. Darum auch haben diese Mittel für alle anderen Organeinheiten toxischen Charakter.

Diese Funktionsmechanismen macht sich das elektrovegetative Training dienstbar: Schwache Erregungsimpulse, die den Nervenzellen im Kortex zugeführt werden, führen zu einer entsprechenden Hemmung, deren Ausbreitung regulierbar ist. So lassen sich z. B. mit dieser Behandlungsmethode unter Vermeidung von Medikamenten auch Dauerschlaf-Kuren durchführen, was wiederum die Richtigkeit obiger Ausführungen beweist. *(siehe Seite 149).*

Erregung und Hemmung bilden also – um es noch einmal zu betonen – eine Einheit der Gegensätze.

Rezeption und Integration in der Hirnrinde

Auch im Nervensystem regiert – um es einmal einfach zu formulieren – das Gesetz von Angebot und Nachfrage.

Wir wissen, daß es außer den äußeren Nervenrezeptoren (Endungen der Sinnesorgane) auch in jedem Organ sogenannte Interorezeptoren gibt, welche laufend ihre Milieusignale an die Zentrale senden. So entsteht ein gewissermaßen sich dauernd in Korrektur befindliches Bilanzbild, dessen Sollwerte maßgeblich von den ererbten „Wunschwerten" im Stammhirn bestimmt werden (unbedingte Reflexe, Instinkterfahrungen). Buchhalter – um in der Bildersprache zu bleiben – und ständig um eine möglichst ausgeglichene Bilanz bemüht ist die Großhirnrinde mit ihrer Fähigkeit der Integration.

Um diese Arbeit ganz verstehen zu können, müssen wir uns von gewissen anatomischen Lokalisationsvorstellungen freimachen. So gibt es z. B. im neurophysiologischen Sinne kein lokalisierbares Atemzentrum. Der Vorgang der Atmung ist vielmehr das Ergebnis eines komplexen Geschehens, das sich in vielen Teilen, Gebieten und Abschnitten des gesamten Nervensystems abspielt und von Rezeptoren verschiedenster Art, von unbedingten und bedingten Reflexen bestimmt wird. So sind innerhalb des Kortex Nervenzellen an diesem Geschehen beteiligt, die zum Teil weit voneinander entfernt liegen und nur durch entsprechende Reflexbahnen untereinander verbunden sind.

Noch deutlich wird das Bild mit der Feststellung, daß es wohl keine zwei Menschen auf der Welt gibt, bei denen während des Atemvorganges lokalisationsmäßig die gleichen Nervenzellen der Großhirnrinde tätig sind. Daraus erklärt sich, daß jeder Mensch nicht nur seinen individuellen Atem-, sondern auch Schlaf-, Verdauungs-, ja Seh-, Hör-, Riech-, Herz-, Leber-, Magen- usw. Funktionstypus besitzt: Ergebnis seiner direkt ererbten und aus dem Eigenerleben gewonnenen Erfahrungen. Und das erhellt auch – um es vorwegzunehmen –, warum das Medikament X, welches bei der hyperaziden Gastritis des Patienten Y prompt wirkte, bei der gleichen Gastritis des Patienten Z restlos versagt!

Wurzeln nun (z. B. durch Erziehungsfehler oder Erlebnisse in der Kindheit) überhöhte oder gedrückte Wunschwerte im „Charakter", so kann der „Bilanzbuchhalter" diese Fehlwerte in einem falschen kompensatorischen Bemühen durch Schaffung entsprechend bedingter Reflexbahnen in das funktionelle Organgeschehen übertragen. Dabei haben alle Reflexbahnen dank des Nervenkreislaufs ihre peripheren Entsprechungen innerhalb der verschiedenen Organ- und Funktionssysteme!

Aus der Psychotherapie wissen wir z. B., daß oft Geiz, Habgier usw. Hand in Hand gehen mit Stuhlverstopfung durch Darmverkrampfungen oder (und) erschwerter Ausatmung, sprich: Asthma bronchiale. Der Grundton des „Behaltenwollens" ist zur pathologischen Dominante geworden. Da es sich hier um bedingte Reflexverbindungen handelt, müssen entsprechende Löschhemmungen nicht nur einen therapeutischen Erfolg bringen, sondern auch charakterliche Veränderungen erzielen. So verschwinden tatsächlich durch Anwendung entsprechender Methoden (Psychotherapie, Autogenes Training nach Schultz, Elektrovegetatives Training usw.) nicht nur die körperlichen Beschwerden, auch die seelische Grundeinstellung ändert sich. Umgekehrt verschwinden bei Behandlung seelischer Faktoren auch körperliche Beschwerden. Dabei sind diese Zusammenhänge gewöhnlich derart kompliziert, daß sie das Fassungsvermögen unseres bipolar gebundenen Denkens weit übersteigen und sich nur rückschauend erahnen lassen.

Stammhirn und Hirnrinde: Harmonie der Gegensätze

„Die einfachste Auffassung besteht darin, daß die Rinde den Subkortex dauernd am Zügel hält. Wenn die Rinde einen relativ hohen Tonus hat, verhält sich der Subkortex negativ und steht unter ihrer Kontrolle. Ist jedoch die Rinde geschwächt, so erhält der Subkortex das Übergewicht, es entsteht eine positive Induktion (Erregung)." Pawlow

Durch das Schwinden der Hirnrindenaktivität kann sich demnach die Tätigkeit des Subkortex derart steigern, daß eine Störung der funktionellen Harmonie mit adäquaten organischen Störungen die Folge ist, was ja auch viele Krankheitsbilder bestätigen. Andere Krankheitsbilder wieder lassen eine Drosselung der subkortikalen Funktionen erkennen und auf eine übersteigerte Aktivität der Rindenbereiche schließen. (Aus diesem Geschehen zog Selye, siehe Chronik 1951, *Seite 45*, seine falschen Schlußfolgerungen.)

Aber auch der Subkortex beeinflußt aktiv – wie das ja nicht anders möglich ist – das Rindengeschehen. Dies zeigt sich an einfachsten an einem der bekannten Hundeversuche Pawlows:

„Bei einem hungrigen Hund ruft das Vorsetzen von Futter natürlich einen starken unbedingten Nahrungsreflex hervor, und der bedingte Reflex (auf Glockenton z. B. – d. Vf.) bildet sich bald und kräftig aus. Bei einem regelmäßig gefütterten Versuchstier wird der unbedingte Reflex geringer sein, und ein bedingter bildet sich entweder überhaupt nicht oder nicht so bald." (Die Richtigkeit dieser These in bezug auf den Menschen konnte übrigens durch Beobachtung an Patienten mit Speichelfistel nachgewiesen werden.)

Ein Beispiel auf anderer Ebene: Hemmt man über längere Zeit hinweg das (anatomische) Atemzentrum, so treten allmählich schockähnliche Symptome auf; Erregbarkeit des Zentralnervensystems, Körpertemperatur und Blutdruck sinken. Rhythmische Impulse von seiten des Atemzentrums sind also wichtig für die Rindenfunktion. (Hier finden die Arbeiten von Tirala eine wichtige Untermauerung. Auch an die Wirkungen der Atemübungen innerhalb der verschiedenen Yoga-Systeme zur körperlichen und geistigen (!) Entwicklung sei hier erinnert.)

Wie schon angedeutet *(siehe Seite 64)*, verdanken wir auch die Fähigkeit zum Übergang vom Schlaf- in den Wachzustand und umgekehrt ebenfalls diesem Zusammenspiel. Schlaflosigkeit, Einschlaf- und Schlafunterbrechungsstörungen erscheinen hier also in einem z. T. ganz neuen Lichte. Und wer diese Zusammenhänge erkennt, wird nur noch zögernd eines der üblichen Schlafmittel rezeptieren, zumal wenn man mit einfachen Methoden, die dieses Geschehen normalisieren, schnell einen Dauererfolg erzielen kann. Und das ist der Grund, warum wir Heilpraktiker z. B. weder

Schlaf- noch Kopfschmerzmittel verordnen; beseitigen wir die Ursachen, verschwinden auch die Beschwerden![24]

Grundsätzlich haben gegenseitige Beeinflussung und Wechselwirkung zwischen Kortex und Subkortex Gültigkeit für alle Bereiche der Physiologie und Pathologie: Kortexaktivität hemmt die subkortikalen Funktionen; subkortikale Impulse wirken tonisierend auf das Kortexgeschehen. Die Ergebnisse dieses Zusammenspieles bilden das Gesamtbild der peripheren Erscheinungen.

Zusammenfassung

Leben heißt Veränderung: Überleben heißt Streben nach immer vollkommeneren Daseinsformen. So steht zwar der lebende Organismus durch spezifische Funktionen (System der unbedingten Reflexe) in Verbindung mit seinem inneren und äußeren Milieu, muß aber ständig neue Formen der Verbindung finden, da auch das Milieu einem laufenden Entwicklungsprozeß zu immer höheren Ordnungen unterliegt. Dieser Entwicklungsanpassung dient das System der bedingten Reflexe. Gegenwärtiger Höhepunkt dieser Entwicklung ist der Mensch und hier speziell die menschliche Großhirnrinde. So wurde das bei einfachen Organisationsformen dominierende System der unbedingten Reflexe durch Entwicklung höherer Formen zum funktionellen Teil einer größeren Einheit, in der das qualitativ neue System der bedingten Reflexe (Großhirnrinde) die Steuerung übernommen hat. Es handelt sich also bei den bedingten Reflexen – um es ganz klar herauszustellen – nicht um eine quantitativ neue Errungenschaft, sondern um eine höhere Qualität des gleichen Systems. Dementsprechend ist auch „die kortikale Verbindung etwas Einheitliches mit subkortikalem Zentrum" (Pawlow).

---

24. Gerade manche junge Kollegin und mancher junge Kollege, zwar mit besten Motiven und Vorsätzen ausgestattet, scheitert hieran. Zu leicht ist die Verführung, wegen eines scheinbar schnellen Erfolges nicht nach diesem „Grundgesetz" zu handeln, weil vielleicht die nötige Einsicht noch fehlt, weil die Intuition ihr/ihm noch nicht entsprechend hilft, weil die angewandte Methode doch noch nicht richtig „sitzt", weil die Beeinflussung durch sogenannte Erfolgsrezepte in Vorträgen, in Anpreisungen usw. zu groß ist; die nächste Mietzahlung im Nacken steht.
Den jungen Kolleginnen und Kollegen kann nur geraten werden, ganzheitlich und ursächlich zu behandeln und nicht nach Kochbuchmanier, man gebe gegen das dieses oder jenes entsprechend dem Inhaltsverzeichnis eines Rezepturbuches.

In dieser höheren Organisationsform haben wir es mit folgenden Funktionskreisen zu tun:

1. Das System der unbedingten Reflexe empfängt und verarbeitet Reizwerte aus dem äußeren und inneren Milieu und beeinflußt die Großhirnrinde durch entsprechende Impulse.

2. Mit Hilfe der bedingten Reflexe steuert und reguliert die Großhirnrinde den Subkortex bzw. das System der unbedingten Reflexe und empfängt Reize von dort.

Diesem Zusammenspiel dienen folgende Funktionsmechanismen:

a) primäre Erregung des Kortex = Hemmung des Subkortex;

primäre Hemmung des Kortex = Erregung des Subkortex;

primäre Erregung des Subkortex = Hemmung des Kortex;

primäre Hemmung des Subkortex = Erregung des Kortex.

Werden hierbei Schwellwerte erreicht, die dem Organismus nicht dienlich sind, so werden diese Funktionsmechanismen kurzgeschlossen:

b) Zu starke Erregung des Subkortex = zu starke aktive Hemmung des Kortex mit dem Ergebnis, daß die Ausbreitung dieser Hemmungswelle innerhalb der physiologischen Einheit auch den Subkortex erfaßt; zu starke Erregung des Kortex zeigt entsprechend umgekehrte Ergebnisse. (Modifikationen des Arndt-Schulzschen Gesetzes!)

c) Hemmung an einem Punkte der Hirnrinde bewirkt Erregung an anderer Rindenstelle; umgekehrt erzeugt Erregung eines Kortexpunktes Hemmung an anderer Stelle der Rinde.

Aus a, b, c und deren Kombinationen können sich bedingte Reflexe und entsprechende funktionelle Dauerzustände entwickeln.

Mit Hilfe von a, b, c und deren Kombination läßt sich theoretisch und im Tierversuch jedes Krankheitsbild konstruieren, vom Asthma bronchiale bis zur Tollwut.

Nur unter Nutzung der Funktionsmechanismen von a, b, c und deren Kombination können sich Krankheitsprozesse überhaupt bilden und entwickeln.

Sinn und Unsinn in der Medizin

Diese im klinischen Experiment erhärteten Feststellungen erschüttern vollkommen das Gebäude der Zellularpathologie Virchowscher Prägung.

Um es ganz klar zu formulieren: Dem Verfasser steht nicht an, die Bedeutung der Zellularpathologie und ihren Wert für die Entwicklung der medizinischen Wissenschaft zu bezweifeln; jedoch muß das lokalistische Denken gewisser Zellular-„pathologen" als eine Verirrung im Mikrokosmos gewertet werden. Ein Makrokosmos ist ohne Mikrokosmos undenkbar. Jedoch haben die Gesetze des letzteren innerhalb makrokosmischer Organisationsformen den Charakter einer höheren Qualität erworben und müssen als solche erkannt und gewertet werden. So hat die Zellularpathologie für die Gebiete der Botanik und der Zoologie – hier schon mit Einschränkungen! – zweifellos entscheidende Bedeutung. In der Humanmedizin muß sie sich als diagnostisches und therapeutisches Hilfsmittel „bescheiden"; – besser gesagt: mit der Höherentwicklung der Art auch in einer höheren Qualität des medizinischen Denkens aufgehen.

Pathologie und Therapie innerhalb der Ganzheitsschau

In unseren Untersuchungen haben wir dem Prinzip der Reizbarkeit und damit dem Nervensystem die führende Rolle innerhalb der belebten Materie zuerkannt. Damit stehen wir in direktem Widerspruch zu den Vertretern verschiedenster Auffassungen innerhalb der Schulmedizin. In diesem Teil der Arbeit werden wir den Beweis für die Richtigkeit unserer Feststellungen erbringen, soweit es den medizinischen Sektor betrifft. Dabei können wir uns weitgehend auf die Arbeiten von A. D. Speransky stützen, eines Forschers, dessen Untersuchungen eindeutige Tatsachen im Sinne unserer Ganzheitsschau ergaben – und das entgegen seinen ursprünglichen Absichten:

„Wir begannen niemals mit einem Angriff auf bestehende Grundsätze. Im Gegenteil nahmen wir stets die Vergangenheit zum Ausgangspunkt und stützen uns auf sie. Es ist nicht unsere Schuld, wenn sich diese Stütze als unzulänglich erwies. Zudem benutzten wir während unserer Forschungen alle erreichbaren und notwendigen Methoden der Instrumentalphysiologie, Bakteriologie, Morphologie, Chemie usw." – Speransky –

Man kann die von ihm und seinen Mitarbeitern gefundenen Tatsachen ignorieren, verschweigen, unterdrücken oder diskriminieren. Das ändert nichts daran, daß es sich um Tatsachen handelt, also um handfeste Gewißheiten. Und lassen sich Tatsachen nicht mit einer Theorie vereinbaren, so ist das niemals Schuld der Tatsachen.

Vorab sei noch gesagt: Die Arbeitsergebnisse Speranskys stützen sich auf lange Versuchsreihen und Beobachtungen an Tieren und an Menschen! Sie fanden ihre klinische und experimentelle Bestätigung durch ihn und seine Mitarbeiter auf folgenden Gebieten: Enzephalitis, Meningitis, Epilepsie, Tollwut, Diphtherie, Tetanus, Dysenterie, Scharlach, Masern, Tuberkulose, Lues, Parkinsonismus, Rheumatismus, Fleckfieber, Malaria, Persisches Rekurrensfieber, unspezifische Entzündungen verschiedenster Art und Lokalisation, degenerative Prozesse verschiedenster Art und Lokalisation, spezielle Affektionen der Verdauungsorgane, der Höhlen des Mundes, der Nase, des Mittelohrs, Affektionen des Auges u. a. Krankheitsprozesse.

Alle Versuche wurden unter streng wissenschaftlichen Bedingungen durchgeführt und die Ergebnisse äußerst gewissenhaft protokolliert. Die

Auswertung geschah vorsichtig und sehr kritisch. Da diese Arbeiten in deutscher Sprache erschienen sind (s. Literaturverzeichnis), möge man Einzelheiten dort nachlesen. Hier können wir uns auf die gesicherten Tatsachen und auf wenige charakteristische Versuchsanordnungen beschränken.

Eine weitere Einfügung sei gestattet: Ich bin kein radikaler Gegner jeder Art von Vivisektion, also der Versuche an lebenden Tieren zu wissenschaftlichen Forschungszwecken, wenn sie unter Anwendung von Narkose) ohne Tierquälerei und ausschließlich im Interesse kranker Menschen durchgeführt werden. Hier gilt unser Dank dem „Kameraden Tier". Entschieden abzulehnen ist jedoch jene Art von Vivisektion, wie sie tagtäglich an unseren Hochschulinstituten durchgeführt wird, lediglich um immer wieder die gleichen Erscheinungen, die längst bekannt sind, neuen Studenten vorzuführen. Hier genügen Beschreibungen, Fotos und Lehrfilme vollkommen! Zur Sache sei daher ausdrücklich betont, daß von Speransky und seinen Mitarbeitern alle Eingriffe unter Narkose der Tiere durchgeführt wurden. Speransky legte – schon im Interesse objektiver Untersuchungsergebnisse – größten Wert auf sorgfältige und liebevolle Behandlung der Tiere und überzeugte sich täglich persönlich von deren Befinden und Wartung. Sobald das gewünschte Untersuchungsergebnis feststand, wurde, wenn eine Heilung nicht möglich war, das Tier schmerzlos eingeschläfert. Die Ergebnisse dieser Versuche öffnen unzähligen kranken Menschen neue Wege zur Heilung. Sorgen wir dafür, daß die stumme Kreatur nicht umsonst ihr Opfer für uns brachte.

Der zentrale Reiz und seine peripheren Folgen

I. Versuch:

a) Den Versuchstieren wird ein Antitoxin[25] in großen Mengen in die Blutbahn gespritzt. (Wir verzichten hier und künftig auf nähere Einzelangaben, da Stoffe, Mengen und Tierarten immer in mehreren Versuchsreihen abgewandelt wurden, aber stets zu den gleichen Ergebnissen führten.)

---

25. (Fußnote des Autors) Antitoxin = „Gegengiftstoff" mit der Fähigkeit, pflanzliche, tierische oder Giftstoffe von Mikroben zu binden und zu neutralisieren (Serumbehandlung).

b) Den so immunisierten Tieren wird das entsprechende Toxin (Gift) in die Blutbahn gespritzt.

Ergebnis: Alle Tiere überleben.

II. Versuch:

a) Immunisierung wie unter I a.

b) Das Toxin wird dem Tier durch Subarachnoidalinjektion[26], also jenseits der Blut-Liquorschranke verabfolgt[27].

Ergebnis: Alle Tiere erliegen der toxischen Wirkung, da das Antitoxin die Liquorschranke nicht überwinden und das Zentralnervensystem schützen konnte.

Die postmortale Untersuchung der Tiere zeigt stets die üblichen toxinspezifischen Organveränderungen in der Peripherie (Nebennieren, Herzmuskel, Ganglien usw.). Tatsächlich jedoch hat der in den Liquor gespritzte Giftstoff diese Organe nie erreicht; denn jedes Toxinmolekül wurde ja infolge der vorangegangenen Immunisierungen der Peripherie bei Überschreiten der Liquorschranke sofort neutralisiert. Die „toxisch-spezifischen" Gewebsveränderungen der peripheren Organe können also nur vom Zentralnervensystem durch reine Reflexwirkungen erzeugt worden sein!

III. Versuch:

a) Immunisierung wie unter I a.

b) Bei der Hälfte der Versuchstiere wird das System der Liquorpumpe angewandt, um durch Überwindung der Blut-Liquorschranke den Schutzstoff auch in das Zentralnervensystem zu bringen. Die andere Hälfte gleichwertiger Kontrolltiere bleibt „ungepumpt".

---

26. (Fußnote des Autors) Subarachnoidalraum *(siehe Fußnote Seite 78)*: Arachnoida.
27. (Fußnote des Autors) Liquor cerebrospinalis (cerebrum Gehirn; spina Wirbelsäule: Gehirnrükkenmarkflüssigkeit. – Blut-Liquorschranke: Chemisch-physikalische Schranke zwischen Blut und Liquor, welche verhindert, daß die zu Beginn des Versuches in die Blutbahn gespritzten Schutzstoffe (Antitoxine) in den Liquor gelangen und so die Nervenzellen im Gehirn schützen könnten. Der Schutz erstreckt sich also nur auf die Peripherie (auf die vom Blutkreislauf erreichbaren Gewebe).

c) Subarachnoidale Infektion aller Tiere wie unter II b.

Ergebnis: Alle gepumpten Tiere überleben die nicht gepumpten Kontrollen.

d) Ein Großteil der überlebenden Tiere zeigt nach mehreren Tagen unveränderten Verhaltens zunehmende Schwäche, Lähmungen, Symptome des allgemeinen Verfalls und geht schließlich ebenfalls ein. Die postmortale Untersuchung dieser Tiere ergibt in der Peripherie die gleichen Ergebnisse wie bei den ungepumpten Tieren von Versuch II b, nur mit dem Unterschied, daß sich die krankhaften organischen Veränderungen bei den gepumpten Tieren nicht so stürmisch entwickelten.

Der Giftstoff traf im Zentralnervensystem nicht nur auf den Schutzstoff, sondern auch auf einige wenige Zellen des Nervensystems (Injektion!), bevor er durch das Antitoxin vollkommen neutralisiert werden konnte. Die dadurch eingetretenen Strukturveränderungen einiger Nervenzellen waren irreparabel. So wurden auch hier – wenn auch schwache – krankhafte Reflexe über Nervenbahnen in die Peripherie geschickt, welche schließlich nach einer Periode des augenscheinlichen Wohlbefindens (s. Inkubation) zu organischen Erkrankungen und schließlich tödlichem Ausgang führen mußten!

Zusammenfassung

Veränderungen innerhalb des Nervensystems können ihren Ausdruck in der Peripherie finden. Veränderungen in der Peripherie können auftreten, wenn im Nervensystem entsprechende pathologische Reflexbahnen geschaffen wurden. Sind aber diese Reflexbahnen einmal geschaffen, so laufen ihre Funktionen (bedingte Reflexe) mit der Präzision eines Uhrwerkes ab und schaffen entsprechende periphere Veränderungen.

Frage: Können auch periphere Reize zu pathologischen Reflexverbindungen im Zentralnervensystem und damit zu pathologischen Folgeerscheinungen an anderer Stelle der Peripherie führen? Auch diese Frage fand längst ihre Beantwortung im wissenschaftlichen Experiment.

Der periphere Reiz und seine zentral gesteuerten Spätfolgen.

IV. Versuch:

Wischnewsky demonstrierte in Weiterführung der von Lewaschew und Lapinsky unternommenen Versuche die Erzeugung dystrophischer Geschwüre durch Reizungen des Nervensystems.

Er rief Eiterung eines durchtrennten Ischiasnerven beim Hunde hervor und sorgte für eine konstante mechanische Reizung durch Vernähen des zentralen Nervenendes an die ungelähmte Muskulatur. Jede Muskelkontraktion bewirkte also eine leichte Nervenreizung:

Ergebnis:

a) In 100% seiner Versuche entwickelten sich innerhalb von 1,5-2 Monaten an dem Bein chronische Geschwüre. Wohlgemerkt, das Geschwür bildete sich stets inmitten völlig gesunden Gewebes am distalen[28] Ende jenes Beines, dessen Ischiasnerv unterbrochen war.

b) Nach Entfernung des ständigen Nervenreizes heilten die Geschwüre in vielen Fällen aus.

V. Versuch:

Um die Versuchsdauer abzukürzen, wurde von Speransky das Prinzip der Liquorentnahme eingeschaltet, was eine leichtere Ansprechbarkeit des Zentralnervensystems bewirkt. (so sah Speransky in der Liquorpumpe z. B. auch ein Verfahren der „Gehirnmassage".) Das Ergebnis war überraschend.

1. In der Narkose wird der Ischiadicus des Hundes im Mittelteil des Oberschenkels durchtrennt, dem körpernahen (proximalen) Ende des Nerven ein Reizstoff eingerieben und die Wunde vernäht. (Auch hier führten unterschiedliche Stoffe stets zu gleichen Versuchsergebnissen.)

2. Alle 2-5 Tage wird der Liquor punktiert.

Ergebnis:

---

28. (Fußnote des Autors) distal (distare abstehen): Distal, der weiter vom Rumpf entfernte Teil eines Gliedes.

a) Zwischen 7. und 12. Tag treten an der gleichen Pfote – ebenfalls inmitten vollständig gesunden Gewebes und ohne Verbindung mit der Operationswunde – Haarverlust, fluktuierende Schwellung und Eiterung auf. Geschwüre, ja z. T. gangränöse[29] Prozesse entwickeln sich bei allen Versuchstieren.

Bis zu diesem Punkt entsprechen die Ergebnisse denen von Versuch IV, lediglich der Zeitfaktor wurde verkürzt.

b) 8 Tage bis 3 Monate nach Erscheinen des Geschwürs bildet sich in allen Fällen ein ähnliches und therapieresistentes[30] Geschwür an dem symmetrisch gelegenen Platz der anderen gesunden Pfote. Die Eröffnung dieses Geschwürs zeigt stets, daß es sich um einen Prozeß handelt, der im tieferliegenden Gewebe begann und erst nach und nach die Oberfläche erreichte. (Zufällige äußere Ursachen scheiden vollkommen aus.)

Auch hier begegnen wir wieder der Tatsache, daß zerstörende Prozesse allein durch neuroreflektorische Bahnen (bedingte Reflexe geschaffen werden; denn zu dem Zeitpunkt ihres Auftretens waren die Operationswunden längst verheilt und von dem ursprünglichen beigegebenen Reizstoff keinerlei Spuren mehr im Organismus vorhanden!

Speransky bemerkt ergänzend: „Beim Studium der Anfrierung der Hirnrinde bei Hunden stießen wir bereits auf ein ähnliches Phänomen. Wenn die Reizung, die von der versehrten Stelle ausging, eine bestimmte Stärke erreichte, waren wir nicht mehr in der Lage, sie aufzuhalten, selbst dann nicht, wenn wir den Reizstoff entfernten."

Die bisherigen Versuche zeigen bereits eindeutig, daß der durch krankheitserregende Reflexverbindungen gesteuerte Prozeß der Gewebezerstörung zwar in einigen Fällen schneller, in anderen langsamer abläuft, aber immer mit der gleichen unerbittlichen Konsequenz, die jeder Reflexkette innewohnt.

Gleiche Versuchsergebnisse werden übrigens auch dann erzielt, wenn nicht ein Nervenstamm, sondern die feineren Nervenäste und Nervenendigungen der Reizung unterworfen werden:

---

29. (Fußnote des Autors) Gangrän: „fressendes" Geschwür.
30. (Fußnote des Autors) = jeder Behandlung trotzendes.

VI. Versuch:

Eine 2-5%ige Jodkalilösung, in die Muskeln der hinteren Extremität des Versuchshundes injiziert, erzeugt Ausschlag, Haarausfall und Ekzeme

a) zunächst an der gleichen Extremität, dann

b) an den symmetrischen Stellen des gegenüberliegenden Beins und

c) erst später an der Haut anderer Körperpartien.

VII. Versuch:

a) Bei einer Gruppe von Versuchstieren wird der linke Ischiadicus durchtrennt und die Wunde wieder vernäht.

b) Auch der rechte Ischiadicus dieser Tiere wird durchtrennt, und an dieser Stelle ein Reizstoff appliziert.

c) Bei der Kontrollgruppe gleicher Tierqualität werden die gleichen operativen Eingriffe beidseitig vorgenommen, jedoch wird auf die Einbringung des Reizstoffes verzichtet.

Ergebnis: Alle Kontrolltiere ohne Reizstoff zeigen in der histologischen[31] Kontrolle eine wesentliche schnellere Regeneration der linksseitig durchtrennten Nervenbahn. Auch unter Verzicht auf Beeinflussung des Liquorsystems zeigen sich die gleichen Ergebnisse.

VIII. Versuch:

(Vorbemerkung: Der kolloidale Farbstoff Trypanblau kann nicht die Liquorschranke durchbrechen.):

a) Vorbereitung wie unter V 1, also Durchtrennung des Ischiadicus, Applikation des Reizstoffes am proximalen Nervenende, Vernähung der Wunde.

b) Einmalige oder am zweiten Tage wiederholte Injektion einer 1%igen Lösung von Trypanblau in die Ohrvene.

Ergebnis: Der Farbstoff überwindet die Liquorschranke und dringt in die Markgegend ein, Arachnoidea, Pia mater[32] und die dem gereizten Nerven nächstliegenden Abschnitte des Rückenmarks werden blau angefärbt.

---

31. (Fußnote des Autors) Histologie: Lehre von den Geweben des Körpers.

(Bei Reizung anderer Nerven werden entsprechend andere Segmente des ZNS gezeichnet.)

Ergebnis: Ein peripherer Nervenreiz ist in der Lage, die Blut-Liquorschranke abzubauen bzw. zu senken (wodurch schädliche Stoffe aus dem Blut zum Zentralnervensystem gelangen können)!

IX. Versuch:

a) Versuchsanordnung wie unter V1.

b) Wird nunmehr nach Anlauf der „falschen Signalgebung über das Zentralnervensystem" der gereizte Nerv proximal durchtrennt, um die pathogene Reflexbahn zu unterbrechen, so ändert das nichts an dem Ablauf des Gesamtgeschehens, da offensichtlich die neugeschaffenen bedingten Reflexbahnen peripher nicht mehr erreichbar sind. Im Gegenteil, oft wird der Prozeß der ferngesteuerten Wirkung durch diesen neuen Reiz lediglich beschleunigt.

Das Bild rundet sich ab durch folgende Tatsache: Tötet man die Versuchshunde innerhalb verschiedener Stadien der „neurovegetativen Fehlsteuerung", so findet man bei der histologischen Untersuchung des Gehirns stets degenerative Formveränderungen der Nervenzellen in einem Maße, das dem durch Tötung beendeten Versuchsstadium entspricht. Dabei gebührt besondere Beweiskraft jenen häufigen Präparationsbefunden, bei denen von zwei benachbarten Nervenzellen eine vollkommen abgestorben ist, während die andere keinerlei Veränderungen zeigt. Würde es sich um den Einfluß eines chemischen Stoffes (Toxin) handeln, so müßte auch die benachbarte Zelle zumindest angegriffen sein. Es gibt daher nur eine Erklärung für diese Erscheinung:

Die Nervenzelle stirbt durch Unterbrechung ihrer Beziehungen zu anderen Nervenelementen, welche unter Einfluß des peripheren Reizes ihre Funktion geändert haben (neue bedingte Reflexbahnen). Es soll hier nicht weiter erörtert werden, ob die abgestorbene Zelle nun ihrerseits als Reizfaktor im Zentralnervensystem die Bildung weiterer krankheitserregender Reflexbahnen begünstigt…

---

32. (Fußnote des Autors) Arachnoidea: Spinnwebenhaut, bildet zusammen mit der Gefäßhaut (Pia mater) die weiche Hirnhaut. Zwischen Arachnoidea und Pia mater liegt der Subarachnoidalraum, der Liquor cerebrospinalis enthält.

Zusammenfassung

1. Die schädigende Ursache (z. B. Toxin, Verletzung usw.) kann durch Störung des Nervensystems nur den Anstoß zur Entwicklung krankhafter Prozesse geben. Der eigentliche Ablauf wird durch die per Reizung geschaffenen pathogenen Reflexbahnen bestimmt. Konstitutionelle, zelluläre und humorale Erscheinungen müssen daher als Ergebnisse entsprechender Nervenfunktionen gewertet werden.

2. Periphere Nervenreize können auf dem Wege pathogener Reflexbahnen (bedingte Reflexe) nicht nur durch Herabsetzung der Liquorschranke krankheitsbegünstigende Veränderungen schaffen, sondern auch an anderer Stelle der Peripherie scheinbar rein örtliche Erkrankungen hervorrufen, wobei der ursächliche Zusammenhang verborgen bleibt.

Speransky: *„Die äußeren Krankheitssymptome unterscheiden sich manchmal voneinander sehr scharf, sowohl der Zeit der Erscheinung und dem Grad ihrer Ausprägung nach, als auch hinsichtlich der nachfolgenden Entwicklung. Zwischen dem Augenblick der Applikation des Stoffes und den objektiv sichtbaren Veränderungen lag stets eine Zeitspanne von mehreren Stunden, Tagen oder selbst Wochen. Während dieser Zeitspanne war das Tier äußerlich nicht von einem gesunden Tier zu unterscheiden. Innerhalb des Nervensystems entwickelte sich jedoch ein verborgener Prozeß, wie aus den Resultaten aller Versuche ersichtlich wird."*

Formulieren wir es ruhig einmal ganz hart: Die Nierenentzündung von heute kann die Folge einer vor 20 Jahren durchgemachten Blinddarmoperation sein. In diesem Falle versagt jede Nierenbehandlung. Aber eine Impletolinjektion in das alte Narbengewebe kann völlige Abheilung der gegenwärtigen Nephritis erzielen; denn in diesem Falle ist die Nierenerkrankung nur das Ergebnis von bedingten Reflexbahnen, die bekanntlich löschfähig sind. (An der Tatsache der Operation kann ja auch die Injektion eines örtlichen Betäubungsmittels nichts ändern.) So findet das Sekundenphänomen nach Huneke seine Erklärung und bestätigt seinerseits die Forschungsergebnisse von Pawlow bis Speransky. (Vergleiche Chronik 1925, *Seite 32*).

Abschließend zu diesem Kapitel lassen Sie mich eine entscheidende Feststellung treffen, die auch dem hartgesottensten Gegner zu denken geben sollte:

Sinn und Unsinn in der Medizin

Weder die Pawlowschen und Speranskyschen Versuche, noch die aus den Versuchsergebnissen abgeleiteten Schlußfolgerungen konnten von ihren zahlreichen Gegnern widerlegt werden, da es sich erwiesenermaßen um eindeutige Tatsachen handelt. *Umso härter trifft jene Verantwortlichen der Hochschulmedizin die Schuld, welche bis zum heutigen Tage an Irrtümern festhalten, die (nicht von unserer Warte aus!) noch vor 50 Jahren verzeihlich erschienen.*

Homöotherapie der bedingten Reflexe

Jeder Praktiker, der sich um eine echte Ganzheitsschau bemüht, macht sehr bald eine grundlegende Erfahrung: *All unsere klinischen Untersuchungsmethoden einschließlich Röntgen- und Labortechnik können uns zwar wertvolle Erkenntnisse über Gegenwartssituationen vermitteln, diese betreffen jedoch ein rein lokales Geschehen, sind lediglich örtliche Signale eines Prozesses und lassen keinerlei verbindliche Schlüsse auf die tatsächlichen Gegebenheiten und Möglichkeiten der Ganzheit zu. So gleicht ein klinischer Befund einer Fernsehreportage mit Tonstörung.*

Durchdenkt man diese Zusammenhänge, dann liegt eine Schlußfolgerung nahe: Es muß Wege der Erkenntnis und der Therapie auch unter Verzicht auf jede lokalistisch orientierte Befundsuche geben. Und tatsächlich gibt es diese Wege.

In Asien – wo teils religiöse, teils allgemeine philosophische Ansichten den menschlichen Körper mit einem Tabu umgaben – entstand das System der Akupunktur. Gezielte Nadelstiche lösen Reflexe aus, die therapeutisch genutzt werden können. Gleiches gilt für die Akupunkturräucherungen, bei denen statt der Nadelstiche winzige Brandwunden auf Nervenendpunkte gesetzt werden. So war es durchaus nicht erstaunlich, daß nach Hunekes Entdeckung andere Autoren mit der Erklärung hervortraten, sie hätten die gleichen Ergebnisse mit anderen Injektionsmitteln und schließlich lediglich durch Luftinjektion in die Haut erzielt. Man war bei der Akupunktur gelandet. (Allerdings zeigte sich sehr rasch, daß die Neural-Therapie ihre eigenen Gesetze und Werte hat, die z. T. von denen der Akupunktur sehr verschieden sind.)

Wir wollen jedoch an dieser Stelle noch keine verbindlichen Schlußfolgerungen ziehen, sondern uns zunächst einer weiteren Außenseitermethode zuwenden, welcher – trotz aller Erfolge und weitester Verbreitung – ebenfalls bis heute die offizielle Anerkennung versagt blieb.

Die Homöopathie, eines der umstrittensten Verfahren in der Medizin, vertritt auf den ersten Blick gesehen recht merkwürdige Ansichten: Sie bezweckt Heilung einer Krankheit durch Gabe eines hochgradigen verdünnten Stoffes, der unverdünnt das gleiche oder doch ähnliche Krankheitsbild erzeugen würde. Similia similibus curantur.

Betrachtet man diese These mit den Augen der Humoral- oder Zellularpathologie, so muß man sie ablehnen: Natürlich ist es unmöglich, daß die in der Homöopathie üblichen Verdünnungen noch irgendeine chemische Reaktion durch direkten Weg zum Erfolgsorgan oder auf den Gesamtorganismus auslösen können. Man bedenke nur den physiologischen Weg, den eine Verdünnung von z. B. 1:10000 zu gehen hat, die der Patient einnimmt. Die Sache wird bereits fragwürdig dadurch, daß die meisten homöopathischen Mittel „auf Zucker oder in etwas Wasser zu nehmen" verordnet werden. Damit wirft man ja bereits das über den Haufen, was vielen Homöopathen heilig ist: die genaue Einhaltung eines bestimmten Verdünnungsgrades. Dann erfolgt eine weitere Verdünnung durch die verschiedenen Bestandteile des Mundspeichels und der Magensäfte, die ja qualitativ und quantitativ bei den verschiedenen Patienten und zu den verschiedenen Tageszeiten unterschiedlich auftreten. *(Richtig ist jedoch, daß gerade diese Unsicherheitsfaktoren die Wirksamkeit homöopathischer Mittel begründen, was leider selbst manche Homöopathen noch nicht begriffen haben!)* Schließlich wird das Mittel im Darm nur zu einem Bruchteil von der Schleimhaut aufgenommen und soll nun über den Blutweg beispielsweise eine entzündliche Schwellung ausgerechnet des rechten Fußgelenkes günstig beeinflussen. Auch der eingeschworene Homöopath muß angesichts dieser Sachlage eingestehen: Es ist unwahrscheinlich, daß überhaupt ein Molekül des ursprünglichen Wirkstoffes den Entzündungsherd jemals erreicht. Wer ein derartiges Geschehen dennoch für möglich hält, zeigt, daß er innerhalb seiner Ratio den Boden der Realitäten vollkommen verloren hat. So werden darum auch nicht zu Unrecht die Vertreter derartiger Thesen von den Gegnern der Homöopathie als hoffnungslose Phantasten angesehen.

Wenn nun gar die Homöopathie noch lehrt: chronische und demzufolge schwerer zu beeinflussende Prozesse müssen mit seltenen Gaben in hohen Verdünnungen behandelt werden, so wird die Sache scheinbar vollkommen mysteriös. Nicht genug damit, da ist auch noch die Sache mit der sogenannten Erstverschlimmerung und schließlich das merkwürdige Prinzip der Umkehrwirkung: Ein Mittel, das in einer Verdünnung innerhalb der

Sinn und Unsinn in der Medizin

ersten vier Dezimalstellen abführend wirkt, erzeugt bei höherer Verdünnung (gewöhnlich jenseits der zwölften Dezimalstelle) Verstopfung. – Wahrlich, wer dieses Simile lehrt, braucht für den Spott nicht zu sorgen... Andererseits sind die Wirkungen homöopathischer Mittel unbestreitbar. Das beweisen die unzähligen Arzneimittelprüfungen im Blindversuch und die tägliche Praxis an Mensch und Tier. Aber es fehlt jede reale Erklärung; denn so verschwommene Behauptungen wie „Folge einer allgemeinen Abwehrreaktion" oder gar „das durch Verdünnung freigewordene geistige Prinzip der Materie sei wirksam" als Begründung für die Wirkungsweise eines Heilmittels, das kaum noch Spuren eines Wirkstoffes enthält, können keinen Anspruch auf Wissenschaftlichkeit erheben.

Betrachten wir jedoch die Homöopathie im Rahmen der bisher erkannten Gesetzmäßigkeiten, so werden ihre Wirkungen plötzlich zu leichterklärbaren Selbstverständlichkeiten innerhalb des Ganzheitsbildes. Das kann am einfachsten ein bekanntes Beispiel aus der Praxis illustrieren:

Patient leidet sein Monaten an Erbrechen: Der Homöopath verordnet Nux vomica dil. D4 (also einen aus der Brechnuß gewonnen Wirkstoff, der Erbrechen erzeugt, aber in einer Verdünnung von 1: 10000), dreimal täglich zehn Tropfen zu nehmen. Bereits nach kurzer Zeit ist das Erbrechen verschwunden.

Was ging hier vor?

Vorgeschichte: Ein kräftiger Reiz oder laufend auftretende kleine Reizimpulse aus dem inneren oder äußeren Milieu des Patienten führen zu einer Erregung im Gehirn. Die Erregungswelle irradiiert jedoch nicht gleichmäßig verebbend, was lediglich vorübergehende Übelkeit zur Folge gehabt hätte. Der Erregungsimpuls wird auch nicht durch aktive Hemmung zu konzentrischer Stärke eingeengt, um notfalls durch einmaliges Erbrechen aufgelöst zu werden. Im Falle des Patienten spielte sich der Vorgang anders ab.

Der Erregungsimpuls wurde zwar durch aktive Hemmungspunkte eingeengt, gleichzeitig existierten aber an anderer Stelle ein oder mehrere Punkte mit entsprechendem bioelektrischen Pluspotential. Diese können durch ekelerregende Kindheitserlebnisse, welche vom Bewußtsein gewaltsam ignoriert wurden, aber auch durch eine Jahrzehnte zurückliegende Operation, durch eine alte Geschwürsnarbe im Zwölffingerdarm, durch ein Nackenkarbunkel vergangener Zeit, durch eine längst vergessene

Mandelentzündung oder durch all diese Erkrankungen gemeinsam und durch andere Reizzustände innerer und äußerer Art entstanden sein. – So wurde die Erregungswelle zwar durch aktive Hemmung eingeengt, was ihre Intensität erhöhte, konnte jedoch gleichzeitig induktiv zu den positiv geladenen Punkten irradiieren, die nun wiederum auf den gemeinsamen Nenner „Erbrechen" ansprachen (siehe Seite 60). Das Ergebnis ist – eine bedingte Reflexbahn. Weiter Impulse kräftigen diesen Reflex, da er durch das auflösende Erbrechen stets seine Bestätigung erfährt. Natürlich handelt es sich bei diesem Geschehen nicht um eine einzige Reflexbahn, sondern um eine vielgleisige automatisch gesteuerte „Rangieranlage", die im Laufe der Jahre z. T. aus kompensatorischen Gründen entstand und bis dato ingeniös funktionierte, nunmehr aber durch eine einzige falsche Weichenstellung die „Waggoneinheiten" laufend falsch zusammenkoppelt. Der unbedingte Schutzreflex „Erbrechen" wurde Teil einer bedingten Reflexkette, die physiologisch normale Reize als Störimpulse wertet.

So genügen schließlich schon geringste Reizqualitäten, um das Erbrechen auszulösen. Aus dem pathologischen Entwicklungsvorgang ist ein – objektiv gesehen – physiologischer Zustand geworden, der seinen eigenen Gesetzmäßigkeiten unterliegt. (Die Wertung der Schädlichkeit dieses Zustandes ist rein subjektiver Natur.) Patient Meier ist nicht mehr Herr Meier, sondern eine vollkommen andere Ganzheit mit eigenen Funktionsgesetzen, zu denen eben auch das chronische Erbrechen gehört. Und diese objektive Einheit lebt, funktioniert und stirbt nach ihren eigenen Gesetzen, deren verschiedene Entwicklungsstadien über Subazidität, Alkalose, Abmagerung, Kreislaufschwäche usw. genau vorgezeichnet sind. Es wurde bereits gesagt: Die eingefahrenen Reflexe laufen ab mit der Präzision eines Uhrwerks und schaffen entsprechende periphere Veränderungen.

Zitieren wir noch einmal Fabre (siehe Seite 55) mit Beziehung auf die unbedingten Instinktreflexe: „Der Instinkt kennt alles auf den ihm vorgezeichneten, unabänderlichen Bahnen; alles außerhalb dieser Bahnen bleibt ihm unbekannt. Eingebungen von höchstem Wissen und erstaunliche Dummheiten sind gleichzeitig sein Teil, je nachdem das Tier unter normalen oder ungewöhnlichen Umständen handelt."

Da – wie wir bereits wissen – für den bedingten Reflex die gleichen Gesetzmäßigkeiten plus Löschfähigkeit gelten, können wir Fabre abwandeln: Der bedingte Reflex kennt alles auf den ihm vorgezeichneten, aber löschfähigen Bahnen; alles außerhalb dieser Bahnen, ja selbst periphere Folgeerscheinungen, bleibt ihm unbekannt. Eingebungen von höchstem Wissen und erstaunliche Dummheiten, die bis zur Selbstvernichtung gehen können, sind gleichzeitig sein Teil, je nachdem der Mensch unter normalen oder pathologischen Bedingungen seines inneren und äußeren Milieus lebt.

Und es sei nochmals darauf hingewiesen: Da pathogene Reflexverbindungen Teil des ganzen Systems sind (Stöhr: Nervenkreislauf!), genügen oft ganz normale Impulse innerhalb des physiologischen Geschehens, um jeweils die fehlgeschaltete Reaktionskette zum Ablaufen zu bringen (was an den IV. Versuch auf *Seite 75* erinnert, in dem das proximale Ende des durchtrennten Ischiadicus derart an den Muskel vernäht wurde, daß jede normale Muskelkontraktion ein leichtes Nerventrauma bewirkte): Der Patient erbricht ohne ersichtlichen Grund.

Je ausgeprägter die Reflexbahn, um so schwerer ist eine aktive Schutzhemmung möglich, da leichte Reize auch nur leichte Schutzhemmungen auszulösen vermögen. Das chronische Erbrechen hat sich manifestiert, wobei das ursächliche Geschehen nur noch sekundäre Bedeutung hat. *Und aus diesem Grunde rangiert in der Homöopathie das möglichst lückenlose Erfassen des gesamten sich anbietenden Symptomenkomplexes* **vor der klinischen Diagnose.**

Anders der Arzt

Findet er im vorliegenden Falle Gallensteine, welche für das Erbrechen vollkommen ohne Bedeutung sein können, dann glaubt er an deren ursächliche Schuld. Findet er keine Steine, dann hat er die Diagnose „Verdacht auf chronische Gallenblasenentzündung" oder „-reizung" zur Hand und operiert ebenfalls. Treten dann wieder Beschwerden auf, wird auch der Gallenblasenstumpf entfernt. Nach weiteren Beschwerden ist der Wurmfortsatz an der Reihe. Treten dann immer noch die gleichen Beschwerden auf, klopft man dem Patienten auf die Schulter: „Das sind nur Verwachsungsbeschwerden von den Operationen. Da kann man nichts machen." Tritt aber nach einer Operation tatsächlich Beschwerdefreiheit ein, so werden Gallenblase oder Wurmfortsatz postoperativ für schuldig gesprochen. Der Erfolg scheint es ja zu beweisen. Dabei übersieht man jedoch, daß allein die Tatsache der Operation als kräftiger Stoß in das nervliche Geschehen bereits für die Beschwerdefreiheit verantwortlich sein kann. Mit anderen Worten, hätte man dem Patienten die Mandeln entfernt oder vielleicht irgendeinen gesunden Zahn gezogen, so wäre in diesem Falle, dank der massiv auftretenden Schutzhemmung, wahrscheinlich der gleiche Erfolg eingetreten. (Jeder Zahnarzt kennt übrigens derartige Fälle und schwört dann – ebenso unsinnig – auf giftstreuende Fokalherde der Zähne.)

Beginn der homöopathischen Behandlung:

Patient nimmt dreimal täglich 10 Tropfen Nux vom. D 4, also ein Brechmittel in einer Verdünnung von 1:10 000.

Vergegenwärtigen wir uns die Tatsache, daß jeder Quadratmillimeter unseres Körpers von Rezeptoren (gewissermaßen nervlichen Meldestellen) kontrolliert wird, so erhalten wir das folgende schematisch vereinfachte Bild:

Das verdünnte Brechmittel passiert auf seinem Weg durch den Körper eine Fülle von Rezeptoren, die prompt entsprechende Signale an die Zentrale senden.

(Die Ansprechbarkeit der Rezeptoren ist übrigens mit abhängig von der Empfindlichkeit des Zentralnervensystems durch vorangegangene Schädigungen, wobei es schon durch geringe Gaben teils zu entsprechenden Schutzhemmungen oder zur Auslösung entsprechender Reflexaktionen kommen kann: Der Kliniker nennt es dann Anaphylaxie oder Allergie. Dabei starrt er aber wie hypnotisiert auf den Blutchemismus und vergißt darüber, daß dieser nur peripherer Folgezustand eines zentralgesteuerten Geschehens innerhalb des Nervensystems ist, nämlich Ergebnis einer mühsam errichteten Schutzhemmung, die durch den gezielten Zweitschlag zusammenbricht.)

Da es sich jedoch um eine Verdünnung von 1: 10 000 handelt, sind es auch – um es ganz simpel auszudrücken – nur die Feinstrezeptoren der „Signaleinheit Chemische Gifte", welche ansprechen. Dementsprechend treffen in der Zentrale nur Einzelimpulse von 1/10 000 Stärke ein, dies aber im Verlaufe des Arzneimittelweges vielleicht multipliziert mit 500 000! Das Ergebnis ist eine Summation winzigster Schutzhemmungen in der Zentrale. Trifft nun der krankhafte Brechreflex auf diese Schutzhemmung, so findet er entweder eine bereits „verstopfte bzw. ausgebügelte" Reflexbahn vor (Spontanheilung nach einer homöopathischen Gabe bzw. abgeschwächtes Auftreten des Brechreizes), – oder aber die Reflexreaktion überrennt die medikamentös aufgebaute Schutzhemmung, weil sie zu schwach ist.

Sinn und Unsinn in der Medizin

Verlauf der Behandlung:

Die gleichen Gesetzmäßigkeiten, welche für das Zustandekommen pathologischer Reflexverbindungen verantwortlich sind, gelten auch für das homöopathische Medikament. Mit anderen Worten: Die wiederholte Erzeugung schwächster Schutzwellen (in akuten Fällen gibt der Homöopath bis
zu viertelstündlich eine Gabe!) führt zur Ausbildung und Vertiefung entsprechend therapeutisch wirksamer Reflexbahnen mit adäquater Kräfti-
gung der aktiven Schutzhemmung. Der Teufelsreflexkreis des chronischen
Erbrechens wird endlich von der anschwellenden Welle der Schutzhemmung überschwemmt und erlischt schließlich vollkommen infolge man-
gelnder Bestätigung *(siehe Seite 64)*.

Damit wird auch das Auftreten der bekannten homöopathischen Erstver-
schlimmerungen verständlich: Die pathologische Reflexbahn ist bereits
derart vertieft, daß selbst diese kleinen Reizimpulse nicht mehr zu aktiven
Hemmungen führen können, sondern im Gegenteil den Reflex zum Ablaufen bringen. Darum also der nun folgende Griff des Behandlers zu noch
höheren Verdünnungen, gegen deren Reize noch Schutzhemmungen auf-
gebaut werden können. (Und darum auch gibt der Homöopath bei chro-
nisch eingefahrenen Prozessen seltene Gaben in hohen Verdünnungen.)

Aber noch ein anderes Prinzip wird in der Homöopathie wirksam, wie eingangs bereits angedeutet. Die homöopathische Verdünnung verändert
ihre Stärke auf dem Wege durch den Organismus infolge der physiologischen Weiterverdünnung. Die eingenommene D 4 kommt im Zwölffingerdarm eventuell bereits als D 60 an (also 1: 1 und 60 Nullen dahinter). Weitere Verschiebungen des Verdünnungsgrades ergeben sich durch unterschiedliche Tageszeiten, Nahrungsaufnahme, Stimmung des Patienten
usw. während der Behandlungsdauer, Stimmung des Patienten usw. während der Behandlungsdauer. Damit werden jedoch bereits ganz anders
„gestimmte" Rezeptoren angesprochen. Nehmen wir zum besseren Verständnis ein musikalisches Beispiel und vergleichen wir einen bestimmten
Krankheitszustand mit einem Mißklang. Soll daraus eine Harmonie werden, so müssen die Finger des Pianisten andere Tasten drücken. Unsere
Rezeptoren-Finger sind jedoch nicht beweglich, also muß die Klaviatur an
den Fingern vorbeigleiten, nämlich das Mittel in immer höheren Tönen
(Verdünnungen) an die überall im Organismus verteilten gleichen Rezep-
torenfinger, bis diese eben den erforderlichen Schutzakkord drücken und
so den Mißklang überspielen können.

Hier liegen auch die Gründe für die unterschiedlichen Wirkungen eines Mittels, wenn man es schluckt, in den Darm einführt, in den Muskel bzw. in die Vene oder in den entsprechenden Hautabschnitt spritzt *(siehe Seite 31)*. Nicht die Länge des Weges bis zum Erfolgsorgan ist entscheidend, sondern das Ansprechen unterschiedlicher Rezeptoreneinheiten in unterschiedlichen Stärken; denn Erfolgsorgan im eigentlichen Sinne ist immer das Nervensystem, gleichgültig ob es sich dabei um zentrale Schaltstellen oder die Reizbarkeit einzelner Zellelemente handelt. Schließlich und letztlich gibt es im biologischen Sinne kein lokalisierbares Nervenzentrum. Das Nervenzentrum, nämlich die einen nervlichen Vorgang steuernde Zentrale ist stets und immer jene Stelle im Nervensystem, von der der steuernde Impuls ausgeht, sei es nun ein Nagelhautreiz am Endglied des kleinen Fingers, der ja bekanntlich zu Herz- und Kreislaufstörungen führen kann, oder eine absterbende Nervenzelle in der Großhirnrinde. Wir vergessen leider zu oft, daß es sich bei den bekannten Einteilungen in peripheres, vegetatives, zentrales und so weiter Nervensystem nur um lehr- und schulmäßige Schablonierungsversuche einer biologischen Einheit handelt, deren Namen z. T. ziemlich willkürlich nach lokalistischen Erscheinungen gewählt wurden. Objektiv gesehen hat jede einzelne Nervenfaser zentralen, peripheren und vegetativen Charakter; der Unterschied liegt lediglich im subjektiven Standpunkt des Betrachters. (Und innerhalb eines Kreislaufes kann jede Stelle gleichzeitig Anfang und Ende sein.)

Das widerspricht natürlich auch den Lehren der Neuraltherapie. Aber die Behandlungserfolge der „Biotronik" (von „Bios" und „Elektron"), wie ich meine Untersuchungs- und Behandlungsmethode nenne, geben mir recht. Ein Beispiel: Ein Arzt, der auch Neuraltherapie betreibt, wollte während meines Besuches ein „Sekundenphänomen" durch Einspritzen in eine alte Blinddarmnarbe erzielen. (Patient litt an einer rechtsseitigen Kniegelenksarthrose; darum war dem Arzt die Blinddarmnarbe im rechten Unterbauch sehr verdächtig.) Ich sagte ihm, das sei überflüssig. Er solle selbst bestimmen, von welcher Stelle des Körpers aus das „Sekundenphänomen" erzielt werden solle. Er wählte den Kopfbereich. Entgegen allen Regeln der Neuraltherapie setzte ich eine homöopathische Hautquaddel an einen Punkt der linken Hinterkopfhälfte, den ich nach den Regeln der Biotronik bestimmte. Der Patient war sofort beschwerdefrei. Wahrscheinlich wäre der Patient auch nach Injektion von Impletol in die Leibnarbe beschwerdefrei gewesen und die Neuraltherapie um einen weiteren Beweis reicher. So aber hatte der Neuraltherapeut eine schlaflose Nacht.

Seine mühsam zusammengeflickte Narben-Störfeld-Theorie war zusammengebrochen.

Zusammenfassend kann also gesagt werden:

Homöopathische Behandlung heißt Reizung spezifischer Rezeptoren unterhalb der pathogen wirksamen Reizschwelle zwecks Löschhemmung bedingter Reflexe im Nervensystem.

Wir erinnern uns dabei aber auch an jenen Pawlowschen Hund, der uns lehrte, daß eine gelöschte Reflexbahn keineswegs vollständig verschwunden ist, sondern durch Schaffung entsprechender Bedingungen wieder eingefahren werden kann. Und das sind Rückschläge in der Behandlung, vor denen auch der klügste Homöopath nicht bewahrt bleibt, weil eben Reflexe mit der Unerbittlichkeit eines – aber das wurde schon zweimal gesagt.

Überblicken wir jedoch homöopathische Prinzipien und biologisches Geschehen in ganzer Kontinuität, so kann man sich vor dem Begründer der Homöopathie nur in Ehrfurcht verneigen, vor Samuel Hahnemann, der unter dem Zwang des Erlebens gegen alle herrschenden Lehrmeinungen diese Zusammenhänge gewissermaßen auf einer höheren Ebene intuitiv erfaßte und sein allen Regeln der „klinischen Vernunft" widersprechendes Werk zum Wohle ungezählter Patienten schuf.

Um der Wahrheit willen sei hier darauf hingewiesen, daß Hahnemann die gesamten Grundlagen seiner Homöopathie in den Werken des 500 Jahre früher lebenden Paracelsus hätte nachlesen können. Ob er es tat, ist unbekannt, – auch nebensächlich; denn wer ehrlichen Herzens gräbt, kann stets nur auf die gleichen Grundwahrheiten der Schöpfung stoßen.

Homöopath, Akupunkteur, Neuraltherapeut unter den Ärzten ringen vergeblich um Verständnis, da sie bis heute in ihrem praktischen Erleben tagtäglich vor unüberwindlichen Fragezeichen standen. Mit dem Klotz ihrer eigenen lokalistisch orientierten Ausbildung am Bein gab es für sie nur den Weg in das Außenseitertum, verschanzt hinter der trotzigen Entschuldigung: Wer heilt, hat recht!

Damit gleichen sie den Hummeln in der Wissenschaft: Nach den Erkenntnissen der Aerodynamik können Hummeln in Anbetracht ihres Körpergewichts und der kurzen Stummelflügel überhaupt nicht fliegen. Zu ihrem Glück wissen das die Hummeln nicht und fliegen trotzdem…

Während man auf allen Gebieten der Wissenschaft buchstäblich himmel-an stürmt, müht sich unsere Medizin noch immer um Erforschung und Lehre eines peripheren Geschehens von sekundärer Bedeutung. Die Physik erobert immer größere Bereiche des Mikro- und Makrokosmos allein dadurch, daß sie die analytisch gewonnenen Werte zu immer größeren Bildern der Ganzheit zusammensetzt und so allmählich zu einer derart grandiosen Gesamtschau gelangt, daß es uns schier den Atem verschlägt. – In der Medizin aber wühlt man sich förmlich in winzige Einzelheiten des peripheren Geschehens hinein; doch man vermeidet es ängstlich, fußend auf dem gefundenen Wissen den Kopf frei zu erheben, um das Leben möglichst in seiner ganzen Erhabenheit zu erfassen. So befindet sich die Medizin noch immer in einer Entwicklungsperiode, welche die Physik bereits mit der Alchemie hinter sich ließ.

Kein Wunder – in der Physik genügte die Unregelmäßigkeit von einigen Sekunden in der Bewegung des Planeten Merkur, um das gesamte Gebäude Newtons zu erschüttern und Einsteins Theorie zu bestätigen. Aber Mediziner sind aus anderem Holze geschnitzt. Fahren wir darum schwerste Geschütze auf; begeben wir uns bewaffnet mit unseren Erkenntnissen direkt in die Höhle der Zellular-, Humoral- und Konstitutions-Löwen, befassen wir uns näher mit dem Gebiet der

Infektionskrankheiten

Was ist eine Infektion?

Gehen wir die Frage einmal ganz unwissenschaftlich an und glauben brav, was uns der liebe Onkel Doktor erzählt:

Das liebe Peterchen besucht Fritzchen, welches krank im Bett liegt. Bei dieser Gelegenheit muß Fritzchen husten und – schwupp – atmet Peterchen einen ganzen Stall voller Bazillen ein, die anscheinend nur auf Peterchen gewartet haben. Denn natürlich hatte Fritzchen auch seinen lieben Eltern bereits etwas gehustet; denen machte das aber nichts aus, weil sie nicht Peterchens Disposition für ausgerechnet diese Bazillen besaßen, so nennen das die Mediziner. Was das eigentlich ist, eine Disposition, verraten sie aber nicht.

Peterchen geht also mit seinen funkelnagelneuen Bazillen nach Hause. Aber natürlich wird er nicht sofort krank. Dagegen haben ja die Mediziner die Inkubationszeit erfunden. Und während Peterchen in den nächsten Tagen nichtsahnend und fröhlich seine Inkubationszeit verspielt, spielt sich im Innern seines Körpers ein unheimlicher Kampf ab. Denn natürlich hat das kluge Körperchen gleich gemerkt, daß da einige böse, böse Bazillen mit ihren Beißerchen an seinen lieben Zellen – knisper, knasper – herumknabbern.

Es gibt aber auch Bazillen, die nicht knabbern; sie vermehren sich nur lustig, machen aber ihre Verdauungsprodukte ohne Hemmungen in Peterchens blitzsauberes Blut. Das wäre ja an sich nicht schlimm, wenn das Blut diese Stoffwechselreste wie üblich über Darm, Nieren und Haut hinausbefördern würde. Aber nein, Peterchens liebe, dumme Zellen denken, das sei endlich mal eine besondere Leckerei, futtern genüßlich das Zeug und – knacks – sind sie auch kaputt.

Peterchen hat aber einen kleinen Mann im Leib, so sagen die Leute mit den großen Brillen, die es ja wissen müssen, das ist der innere Onkel Doktor. Und sobald der was merkt, läßt er ein riesiges Heer von weißen Blutkörperchen aufmarschieren, die den sich immer schneller vermehrenden Feind vernichten sollen. Auch macht er noch andere Sachen, die den Bazillen gar nicht schmecken. Doch wer läßt sich schon gern vernichten? So wird nun also je nach Feldpostnummer emsig phagozytiert, agglutiniert, hämolysiert, koaguliert und infiltriert, daß es eine wahre Pracht ist.

Doch inzwischen haben sich die bösen Bazillen so stark vermehrt und derart viele Zellen geknackt, daß Peter nun endlich „richtig" krank wird und in sein Bettchen darf. Denn einmal muß ja auch die schönste Inkubationszeit vorbei sein. Aber was Peterchen in seiner kindlichen Unschuld Krankheit nennt, ist in Wirklichkeit der „Abwehrkampf des Makroorganismus gegen die Mikroorganismen". Und endlich hat Peterchen auch seinen wunderschönen maßgefertigten Hautauschlag. Der kommt nun aber nicht so einfach geradewegs daher, oh nein, jeder Bazillus, der etwas auf sich hält, hat einen ganz genauen Marschbefehl, wo er darf und wo nicht. So gibt es Erreger, die immer erst kleine Fleckchen in die Mundschleimhaut tupfen. Andere wieder dürfen das Nasen-Mund-Dreieck nicht betreten, eine dritte Art hat etwas gegen Glasspatel usw., damit der Onkel Doktor auch immer weiß, welche Bazillensorte sich bei den verschiedenen Infektionen in Peterchen gerade amüsiert.

Aber die Sache hat noch einen Haken.

Peterchen kann nämlich die ganze Krankheit mit allen Einzelheiten auch ohne jeden Erreger durchmachen. Na sowas, murmelt dann der Onkel Doktor irritiert, falls er es überhaupt bemerkt, und nennt es einfach Infektion sine infectione. Auf jeden Fall gibt er Peterchen eine Medizin. Ob mit oder ohne Erreger, vielleicht faßt Peterchens Körper diese Wohltat falsch auf und macht gleich wieder in Abwehrkampf und damit alles noch viel schlimmer. Das nennt dann der Onkel Doktor Allergie, weil ihm das Wörtchen iatrogen[33] gerade entfallen ist. Usw. usw. usw. ...

Das Sprichwort sagt zwar, Lächerlichkeit tötet, aber leider nicht innerhalb der Schulmedizin. Bemühen wir uns darum nunmehr um Sachlichkeit, zitieren wir unverdächtige Wissenschaftler zum Thema Inkubation.

Im „Klinischen Wörterbuch" von Pschyrembel heißt es in vorsichtig lakonischer Kürze: „Inkubationszeit (incubare daraufliegen, brüten): Zeit zwischen der Ansteckung (Eindringen der Krankheitserreger in den Körper) bis zum Ausbruch der Infektionskrankheit." Nun, je weniger man sagt, um so weniger Fehler enthält das Gesagte.

Wichels, ebenfalls Medizinprofessor und Klinikdirektor, ist etwas unvorsichtiger: „Auffällig ist, daß eine Reihe der verschiedensten Infektionen eine Inkubation von etwa 10 Tagen besitzt, die gleiche Zeit also, die zwischen der Injektion eines Serums und dem Auftreten der Serumkrankheit vergeht."

Das, Freunde, laßt uns festhalten: Eine Flüssigkeit, die keinerlei Erreger enthält, kann die gleiche Inkubationszeit hervorrufen, wie wir sie von den Infektionskrankheiten her kennen. Hier vermehren sich also keine Erreger, hier werden nicht immer mehr Toxine produziert. Dennoch haben wir eine Inkubationszeit, also eine Zeit der scheinbaren Ruhe, in der jedoch bestimmte Vorgänge anlaufen, denen dann die sichtbare Krankheit folgt. Und Speransky stellt bereits fest: „Ein chemotaktischer Reiz bringt lediglich das ganze Reflexsystem zum Anlaufen, was zu entsprechenden Veränderungen im Organismus führt, wenn der ursprüngliche Reizstoff längst neutralisiert worden ist," – ein rein nervliches Geschehen also.

Aber wie verhält es sich dann mit der Immunität?

Wichels sagt: „Alle diese uns bekannten Schutzeinrichtungen des Körpers, die humoralen Antikörper und Phagozytose, spielen bei der natürlichen Heilung der meisten Infektionen wahrscheinlich keine wesentliche oder gar ausschlaggebende Rolle. Sehen wir doch Genesung aus schwer-

---

33. (Fußnote des Autors) iatrogen: durch den Arzt verursacht.

ster Krankheit, ohne daß es überhaupt zu ihrer Bildung kam. Und umgekehrt kann ihre ungeheure Vermehrung häufig den Tod nicht aufhalten.
Wir wissen nur, daß durch die Infektion Gegenkräfte zur Entfaltung kommen, die die Mikroben vernichten. Sie führen bei manchen Infektionen
(Pocken, Masern u. a.) zu einer oft lebenslänglichen Immunität, bei anderen (Gonokokken und Staphylokokken) wiederum ruft die erste Erkrankung eher eine gesteigerte Disposition für die gleiche Infektion hervor. Bei
einer dritten Gruppe (Cholera, bazilläre Ruhr, Influenza, Bangsche Krankheit u. a.) ist die Frage der Immunität nach dem Überstehen der Krankheit
nicht sicher zu beantworten."

Dürfen wir ergänzen?

Nur zu gut sind auch jene unzähligen Fälle bekannt, in denen Menschen
ohne jede Immunisierung in einer verseuchten Umgebung lebten und sich
dennoch nicht infizierten. (Verfasser betreute z. B. sechs Monate lang
ohne jede Schutzimpfung die Patienten eines typhusverseuchten Lagers.
Und selbst jahreszeitlich bedingte grippöse Infekte sind dem Verfasser unbekannt, seit er die Zusammenhänge kennt.)

Es gibt nur eine Erklärung: Beginn und Verlauf einer Infektionskrankheit
sind abhängig von der Reaktionslage des Nervensystems. Erreger bzw.
Toxine können nur den im Sinne eines Zweitschlages wirkenden Primär-
reiz geben und entsprechende Reflexverbindungen schaffen bzw. vollen-
den, die dann jedoch unabhängig vom Anfangsgeschehen nach den ihnen
eigenen Gesetzen ablaufen! Dabei werden je nach Art der Erreger ver-
schiedenartige periphere Nervenelemente angesprochen, was schließlich
über den Weg entsprechender Zentralschaltungen zu den verschiedenen
Krankheitsbildern führt, die man nun wieder irrtümlicherweise mit der Art
der Erreger gleichsetzt. Richtig ist, wie Speransky an Beispielen von Tuberkulose, Syphilis u. a. nachwies, daß diese Erreger spezifische Anfangsreize nur dann geben können, wenn im Nervensystem des Infizierten
die entsprechenden Reaktionsvoraussetzungen vorhanden sind. Und erst
auf dem Boden der Reaktionen können die Erreger weiter vordringen, was
(z. B. bei Syphilis) das nächste Stadium der Krankheit einleitet mit dem Ergebnis weiterer Reize mit neuen Reflexantworten usw. (Letzteres gilt jedoch nur für seuchenartige Krankheiten, während sonst meist der periphere Anfangsreiz vollauf genügt, um das ganze „erregunsspezifische" Symp-
tomenbild ablaufen zu lassen.)

Frage: Warum wirken die handelsüblichen Kopfschmerzmittel, wie man auf jeder Packung lesen kann, auch gegen Grippe, Fieber, Rheuma- und Menstruationsschmerzen? Antwort: Weil sie gegen Kopfschmerzen wirken, nämlich die elektrischen Nervensituationen für kurze Zeit in Normallage zwingen.

Greifen wir nur das Phänomen der lebenslänglichen Immunität heraus. Will man tatsächlich ernsthaft behaupten, daß nach dreißig oder mehr Jahren noch immer die gleichen Abwehrstoffe im Körper kreisen, die seinerzeit während der Erkrankung gebildet wurden? Das ist angesichts der bekannten Stoffwechselfaktoren unmöglich. Richtig ist, daß bei der Ersterkrankung eine derart kräftige Schutzreflexbahn geschaffen wurde, daß sie noch nach Jahren wirksam ist: Das Nervensystem hat seine Lektion gelernt.

Warum – so fragt man sich – hängen oft Leben und Tod von dem Zeitpunkt ab, wann nach einer Infektion ein Serum gespritzt wird?

Beispiel: Der Wärter eines Terrariums wird von einer Viper gebissen. Erhält er nicht innerhalb einer Stunde das entsprechende Serum, stirbt er unweigerlich. Warum? Wenn die Thesen der Humoral- und Zellularpathologie stimmen, müßte das Serum auch noch nach zwei oder drei Stunden zumindest das Leben des Wärters retten können. Man brauchte ja nur den Körper mit entsprechend größeren Serummengen zu überschwemmen, um das Gift durch Neutralisation unwirksam zu machen und wenigstens in seiner tödlichen Endwirkung zu stoppen. Wir wissen, daß dem nicht so ist; selbst größte Serummengen können – zu spät gegeben – an dem weiteren Ablauf der Vergiftung absolut nichts mehr ändern. Mit anderen Worten, die sogenannte passive Immunisierung wird illusorisch, wenn die örtliche Infektion durch Reizung entsprechender Nervenbahnen Reflexe in Gang gebracht hat, die über den lokalen Bereich hinaus wirken. (Eine auf den ersten Blick merkwürdig klingende Frage drängt sich hier auf: Wie würde im obigen Falle beispielsweise eine Elektroschockbehandlung wirken?)

Bei der aktiven Immunisierung verhält es sich gerade entgegengesetzt. Durch Verabfolgung geschwächter oder abgetöteter Erreger kommt es zur Schaffung entsprechender Reflexbahnen, wie sie auch während der Inkubationszeit anlaufen. Die Dauer der dadurch erzielten Immunität ist abhängig von Art, Stärke, Zeitdauer des Reizes und von den nachfolgenden erzielten oder bereits vorhandenen Hemmungsfaktoren *(siehe Seite 63)*, da es sich ja um bedingte Reflexverbindungen handelt. Hier ist auch der

Grund dafür, warum bei Reihenimpfungen immer wieder einige Patienten nicht ansprechen und eine Wiederholung der Impfung erfordern, aber auch für die bekannten Fälle von Impfvergiftungen trotz einwandfreier Qualität des Impfstoffes!

Das Leben selbst mit seinen vielfältigen Reizfaktoren sorgt für eine aktive Immunisierung; und wir dürfen annehmen, daß die ersten Schutzhemmungen bereits im vorgeburtlichen Leben geschaffen werden. Dennoch gibt es viele Reizstoffe, gegen die der „undressierte" Organismus des Kindes anfällig ist. Wir fassen sie unter der Bezeichnung „Kinderkrankheiten" zusammen.

Ein Versuch nach Speransky wirft ein bezeichnendes Schlaglicht auf diese Zusammenhänge: Impft man ein Tier speziell gegen Tollwut, so ist es immun gegen eine von der Peripherie ausgehende Infektion. Nach der vorherrschenden Meinung ist das das Ergebnis eines stattgehabten Abwehrkampfes, dessen spezifische Produkte das Tier gegen eine nachfolgende Infektion feien (aktive Immunisierung). Tatsache ist jedoch, daß man die gleiche Immunisierung durch einmalige Injektion einiger Tropfen Formalinlösung in den Nerven erreicht! Damit bricht die Theorie vom Abwehrkampf zusammen. Man kann hier weder von einer spezifischen Reaktion noch von einem heilsamen Kampf gegen herumkreisende Erreger oder Toxine reden. Doch hören wir von Speransky selbst, zu welchen Untersuchungsergebnissen er kam (Sperrungen wie im Original jetzt kursiv):

1. „Welche Eigenschaften auch immer der Reizstoff besitzt und wie isoliert der Applikationsort erscheinen mag, die Folgen treten an einer Reihe von Nervenstrukturen auf, *die niemals in direkte Berührung mit ihm kamen.*"

2. *„Die Zerstörung normaler Beziehungen unter den Nervenelementen selbst (ist) von nicht geringerer Bedeutung als die unmittelbare Wirkung eines Fremdstoffes auf sie".*

3. „Unabhängig davon, ob der Reizstoff sich durch das Nervensystem ausbreitet oder ob seine Wirkung sich auf einen einzelnen Nervenpunkt beschränkt, kann innerhalb des Nervensystems eine Anzahl von Punkten ungewöhnlichen Reizzustandes entstehen, *die einander gegenseitig verstärken und wiederum neue erzeugen.*"

4. „Ein spezieller Nerven-‚Trophismus' spielt hier keine Rolle. Wir haben gesehen, daß jegliche Substanz das zentrale Nervensystem über den Nervenstamm erreichen kann. *Eine Substanz kann jedoch indifferent blei-*

ben, selbst nachdem sie dort angelangt ist, während eine andere das Nervensystem zerstört, ohne sich selbst von der Stelle zu bewegen."

Bliebe lediglich hinzuzufügen, daß sich alle die von Heilpraktikern z. T. schon seit Jahrhunderten entwickelten bzw. gepflegten sogenannten Naturheilverfahren auf diese Tatsachen gründen; seien es nun blutiges und unblutiges Schröpfen, Eigenblutbehandlung, Kneippsche Güsse oder Baunscheidtismus, Cantharidenpflaster usw. Denn „es ist unmöglich, den Einfluß des Nervensystems hier als lediglich negativ anzusehen", stellt Speransky fest und sagt weiter: „Wir wissen sehr wohl, daß in der großen Mehrheit der Fälle akute Entzündungen in Heilung endet. Wenn die Einbeziehung der Nervenkomponente stets ein verschlimmernder Faktor wäre, so würde jeder lokale Entzündungsherd unausweichlich zum Tode des Tieres führen. Ein Trauma, das dem Nervensystem in einem Teil entzündlich veränderter Gewebe zugeführt wird, würde in der Form eines neurodystrophischen Prozesses zurückkehren. Der Zustand des affizierten Gebietes würde noch schlimmer werden, und das wiederum würde zwangsläufig das Nerventrauma steigern. Das Ergebnis wäre ein Circulus vitiosus, aus dem es keinen Ausweg gäbe. Da kein Tier gegen Verletzungen sicher ist, ebensowenig wie gegen die Entzündung, welche sie begleitet, würde die Entwicklung der Tierwelt ganz unmöglich sein. Wir finden jedoch einen völlig anderen Stand der Dinge. Die nervliche Komponente der Entzündung kann also positiv sein, d. h. ein trophischer Faktor."

Es würde zu weit führen, wollten wir nun hier auch noch jene Versuche schildern, die diesen Sachverhalt eindeutig bestätigen. Interessierte mögen Einzelheiten bei Speransky nachlesen.

Vergessen wir aber nicht, daß selbst scheinbar so einfache Maßnahmen, wie beispielsweise eine bestimmte Diätkost, die Ausschaltung bzw. Neusetzung bestimmter Reize und damit auch entsprechender Reflexbahnen bewirkt, – nicht mehr, aber auch nicht weniger!

Und so mancher Patient gesundet trotz falscher Diagnose und entsprechend falscher Verordnung von seiten des Arztes, weil eben das Medikament an anderer Stelle der Peripherie einen Reiz setzt, der durch Schaffung einer entsprechenden induktiven Hemmungsirradiation dem Körper die Möglichkeit zur Heilung gibt.

Sinn und Unsinn in der Medizin

Von Pawlow zur Fußball-Weltmeisterschaft 1974

Wenn man zu derartigen Erkenntnissen gekommen ist, taucht natürlich eine gezielte Frage auf: Gibt es vielleicht ein unschädliches Universalmittel zur Verbesserung oder gar Wiederherstellung normaler Reflexsituationen im Nervensystem?

Ein derartiges Mittel wäre natürlich ein „Schlager", weil es tausende Heil- und Unheilmittel überflüssig machen würde. Ich möchte hier den Leser nicht mit den langen Jahren des Suchens und Versuchens langweilen und mache es kurz:

Ich fand in Japan ein ätherisches Öl, das aus der dort auf vulkanischem Gestein wachsenden Minzenart gewonnen wird und zu den Universalmitteln der japanischen Volksheilkunde zählt. In der Praxis zeigte es verblüffende Eigenschaften. Man kann es einnehmen, einatmen und einreiben. Fast immer zeigt es eine fast blitzartige Wirkung. Ich taufte es daher „Japanisches Heilpflanzen-Öl mit Blitzeffekt" (JHP-Öl).[34]

Schließlich wurde das Öl auch im Tierversuch getestet. Hier ein Auszug aus dem Gutachten von Prof. Dr. J. Borneff, Direktor des Hygiene-Institutes der Johannes-Gutenberg-Universität Mainz, vom 23.3.1971:

„Auf der mit JHP-Öl behandelten Schürfwunde bildete sich nach einigen Stunden ein feiner elastischer Schorf, der eine weitere Blutung und den Austritt von Gewebesaft verhinderte. Nach der histologischen Untersuchung blockierte das Öl im späteren Verlauf nicht die Emigration der Leukozyten an die Wundoberfläche, wo sie nach ihrer Degeneration und ihrem Zerfall den Schorf bilden, der für den Schutz und eine Abwehr gegen Mikroorganismen oder andere schädliche Agentien sehr wichtig ist. Dieser normale Entzündungsvorgang jeder Wunde wird also durch eine Behandlung mit JHP-Öl nicht gestört. Diese Tatsache ist sehr wichtig, da ein zu spät entwickelter Schorf nicht eng genug an der Wundfläche haftet und sich somit vorzeitig ablöst. Die Schwellung, die über mehrere Tage bestand, ist ein Zeichen der normal ablaufenden Entzündung, die gleichfalls bei der unbehandelten Gruppe zu sehen war. Dieser frühzeitig gebildete,

---

34. Dies Mittel ist auch heute noch erfolgreich auf dem Markt. Bleibt zu hoffen, daß trotz der großen Mengen die Grundsubstanzen und die Herstellung die Qualität auch für die Zukunft sichert. Dem Kollegen Dahn muß auch heute noch auch für diese seine Arbeit besonders gedankt werden.

gut haftende, feine Schorf als Folge der Ölbehandlung war ein günstiger Ausgangspunkt für eine einwandfreie Wundheilung. Nachdem weiter am 6. Tag der primäre Schorf durch einen sekundären ersetzt war, hatte sich die JHP-Öl-behandelte Wunde bis zum 10. Tag vollständig epithelisiert. Im Gegensatz dazu war bei den Verletzungen, die mit einem Lokalantibiotikum versetzt waren bzw. die unbehandelt geblieben sind, erst nach 13 Tagen eine vollständige Epithelisation erfolgt. Daß das JHP-Öl einen begünstigenden, epithelaktivierenden Effekt besitzen mag, ist auch daraus zu entnehmen, daß verschiedene Autoren als Zeit für eine normale Epithelisation bei Ratten 14-18 Tage angeben.

Eine Anwendung des Mittels bei Schürf- und Schnittverletzungen kann also empfohlen werden."

Chefarzt Dr. med. L. Handrich, Bad Mingolsheim, stellte klinische Versuche mit dem JHP-Öl an. Aus seinem Gutachten:

„Aus den bisherigen vorliegenden Fällen kann gesagt werden, daß auf meinem Gebiet (Wirbelsäulen und Gelenkerkrankungen) die Anwendung des Japanischen Heilpflanzenöls sich sehr gut eignet, um verspannte Muskulatur aufzulockern (objektiv einwandfrei feststellbar) und damit den Schmerz, der in diesem Bereich subjektiv empfunden wird, deutlich herabzusetzen."

(Um den Gutachtern Prof. Dr. Borneff und Chefarzt Dr. Landrich Unannehmlichkeiten mit ihren Standesorganisationen zu ersparen, möchte ich ausdrücklich feststellen: kein Gutachter wußte, daß es sich bei JHP-Öl um ein „Heilpraktiker-Mittel" handelt!)

Bei der Behandlung von Diabetes mell. wurde – von anderer Seite – die Beobachtung gemacht, daß mit JHP-Öl der Blutzuckerspiegel z. T. beträchtlich gesenkt werden konnte. So gingen in vielen Fällen Blutzuckerwerte von 300, 350, 400 und sogar 420 mg% in 14 Tagen bis 3 Wochen Behandlungsdauer auf 130-150 mg% zurück.

Mit Tablette, Zäpfchen und Schnupfpulver aus JHP-Öl wird noch experimentiert.

Seinen Höhepunkt jedoch erlebt das über Pawlow für uns entdeckte „Nerven-Reflexbahnen-Öl" 1974: Während der ganzen Fußball-Weltmeisterschaft wurde die deutsche Nationalmannschaft mit JHP-Öl behandelt. Vor jedem Spiel und während er Halbzeitpausen bekam jeder Spieler wenige Tropfen in Wasser zum Einnehmen und einige Tropfen in die Kniekehlen massiert. Auch bei den Schwimm-Europameisterschaften 1974 wurde unsere Nationalmannschaft bei Verletzungen, Muskelkrämpfen und zum fitmachen mit JHP-Öl behandelt.

An dieser Stelle sei es mir darum gestattet, Herrn Helmut Rödler, einem der wenigen konsequenten Vorkämpfer für biologische Heilmittel, von ganzem Herzen für seinen aufopferungsvollen Einsatz zu danken!

Wie der Leser bereits gemerkt hat, handelt es sich bei dem JHP-Öl um ein „positives, spannungsförderndes, tonisierendes" Mittel. Wie steht es nun um die entgegengesetzte Wirkung? Entsprechendes fand sich auch hier. In Schriften aus dem Mittelalter fand ich Rezepturen zur Anfertigung sogenannter „Hexensalben". Man rieb sich die Salbe unter die Fußsohlen, in den Nacken, die Schläfen, Achselhöhlen, auf den Nasenrücken und die Handgelenke.

Das Ergebnis waren Flug- und Wunschträume. Ich strich aus den Rezeptoren alle rauschgiftartigen Bestandteile. Das Ergebnis war die entspannend wirkende „Reflex-Zonen-Salbe". Unruhige Kinder z. B. schlafen schnell ein, wenn man ihnen die Fußsohlen mit dieser unschädlichen Pflanzensalbe bestreicht. Viele Ärzte wenden heute diese Salbe auch für Massagen an, wenn es sich um „verkrampfte" Organe handelt.

Vielleicht erhebt sich für den Leser nunmehr die Frage, wann sich ein Reiz schädlich und wann förderlich auswirkt. Sollte der medizinisch gebildete Leser die Antwort noch nicht den eingangs gemachten Ausführungen über Reflexfunktionen entnommen haben, so ist das keineswegs ein Zeichen mangelhafter Auffassungsgabe. Es zeigt lediglich, wie stark man dank seiner Lehrer von falschen Vorstellungen umstrickt sein kann. Im Verlaufe dieser Arbeit werde ich noch ausführlich auf diese Frage eingehen, nämlich nachdem ich mich mit den speziellen Gesetzen befaßt habe, denen der Mensch zum Unterschied vom Tier unterworfen ist. Die Antwort wird dann umso klarer sein. Sucht der Leser jedoch schon jetzt nach „neuen" Wegen der Therapie, die seinen allgemeinen medizinischen Kenntnissen entsprechen, so soll ihm hier die Freude am eigenen Kombinieren anhand der aufgezeigten Faktoren nicht genommen sein.

Geben wir noch einen diesbezüglichen kleinen Hinweis zum Nachdenken:

Der Patient, der mit seinen Beschwerden zum Behandler kommt, läßt sich niemals innerhalb der üblichen Diagnosebezeichnungen klassifizieren; denn sein augenblicklicher Zustand ist das Ergebnis einer Summation von

Altwerten, zu denen kleinste, kleine und größere Erkrankungen der Vergangenheit gehören. So kann die „Inkubationszeit" der Arthrosis des Greisenalters bereits im intrauterinen Leben begonnen haben. Anders formuliert: Hat der Patient 21 verschiedene Krankheiten hinter sich und kommt nun mit der 22. zur Behandlung, so können die Nummern 4, 11 und 17 hauptverantwortlich für das Zustandekommen von Nummer 22 sein. Gelingt es in diesem Falle, nur eine der drei verantwortlichen Erkrankungen, von denen keinerlei Symptome mehr sichtbar sind, therapeutisch derart zu beeinflussen, als seien sie noch vorhanden, so stürzt das ganze Gebäude pathologischer Reflexverbindungen zusammen.

Ein Beispiel soll das erläutern: Heparaxal, ein Mittel der Firma Bika, hat sich in meiner Praxis bestens bei Beschwerden nach Gallenblasenoperationen bewährt. Ergibt nun die Vorgeschichte beispielsweise, daß der Patient mit Schilddrüsenüberfunktion vor 15 Jahren eine längst vergessene Gallenblasenoperation durchmachte, so ziehe ich sofort Heparaxal in die engere Arzneimittelwahl, obwohl keinerlei Notwendigkeiten für den Einsatz dieses Mittel vorzuliegen scheinen. Gehört die damalige Operation zu den verantwortlichen Fakten des heutigen Zustandes, so ist der Erfolg in bezug auf die Schilddrüsenerkrankung erstaunlich, nämlich gewissermaßen ein „Sekundenphänomen in Zeitlupe".

Für die Homöopathie gelten die gleichen, jedoch feiner abgestimmten Bedingungen. So erzielt man z. B. bei einem therapieresistenten Patienten mit Magengeschwüren erfahrungsgemäß einen schnelleren Erfolg, wenn man aus der Vorgeschichte weiß, daß der Patient als Säugling auffallend stark an Milchschorf litt und man zur Behandlung der Magengeschwüre eben ein Mittel gegen Milchschorf in tiefer Potenz einsetzt, dessen Nebenindikation jedoch den Magen-Darmkanal betrifft. Diese Gegebenheiten finden in meiner Praxis immer wieder ihre Bestätigung. Aus diesem Grunde verordne ich in therapieresistenten Fällen auch gern je nach „Reizlage" gezielte reflexhemmende oder -fördernde Heilbäder (Hersteller: Westdeutsche Arzneibäder-Fabrik W. Schlüter, Bingen/Rh.). Mitunter wirkt schon ein Teil- oder Vollbad dieser Art als „Stoß in das Vegetativum" und läßt die pathologische Reflexkette zusammenbrechen.

Wer diese Zusammenhänge noch immer für Phantastereien hält, möge sich die Tatsachen vor Augen halten, daß sich durch Behandlung alter Narben und sogenannter Fokalherde erstaunliche Heilungen (s. Huneke) erzielen lassen. Wer aber will bezweifeln, daß derartige Narben und Störfelder auch im Körperinnern entstehen können, was sich im Laufe eines

Sinn und Unsinn in der Medizin

Lebens kaum vermeiden lassen dürfte? Ist dem aber so, dann muß man ihnen auch die gleichen Wirkungsqualitäten zubilligen...

Das Krebsproblem in der Ganzheitsschau

Zu Beginn unserer fachlichen Untersuchungen wurde bereits gesagt, daß eine echte Ganzheitsschau den Schlüssel zu allen Problemen des Menschen bieten müsse. Trifft dies nicht zu, so handelt es sich eben nicht um eine Schau des Ganzen... Stimmen hingegen unsere bisherigen Untersuchungen und Schlußfolgerungen, so müssen wir auch zu konkreten Ergebnissen bei der Untersuchung von Fragen kommen, auf die die Menschheit bisher keine Antwort fand. Innerhalb der Medizin heißen diese Fragen „Krebs", „Leukämie", „Silikose", usw. – Gehen wir daher mit unseren bisher gewonnenen Erkenntnissen dem Krebsproblem zuleibe.

Wie ist die gegenwärtige Situation in der Schulmedizin? W. Cyran gibt in FAZ vom 3. 12. 1964 folgende (noch heute leider gültige) klare Übersicht:

„Über das Wesen und den biologischen Ablauf der Krebskrankheit stehen sich auch innerhalb der sogenannten Schulmedizin zwei entgegengesetzte Auffassungen gegenüber: Die eine geht von der Vorstellung aus, daß die Krebsgeschwulst, zumindest im Anfang ihrer Entstehung, eine rein örtliche Erkrankung sei. Folgerichtig kann für die Vertreter dieser Ansicht eine aussichtsreiche Behandlung nur darin bestehen, die Geschwulst möglichst radikal durch Operation oder Bestrahlung zu entfernen. Das Schicksal des Krebskranken hängt ausschließlich davon ab, ob dies restlos gelingt. Die Entscheidung über das spätere Schicksal des Krebskranken wird nach dieser Auffassung ganz allein durch die Radikalität der Operation oder radiologischen Erstbehandlung gefällt. Eine weitere Zusatzbehandlung erübrigt sich daher nach dieser Meinung; die weitere Betreuung des Krebsbehandelten beschränkt sich lediglich auf Kontrolluntersuchungen zur frühzeitigen Aufspürung etwaiger Rückfälle, die dann im Prinzip nach den gleichen Gesichtspunkten behandelt werden, soweit dies möglich ist. Hauptvertreter dieser Richtung war der Heidelberger Chirurg und Krebsforscher Prof. K. H. Bauer, der wissenschaftliche Leiter des Deutschen Krebsforschungszentrums in Heidelberg.

Die andere „Schul"-Auffassung wird von einer weit größeren Gruppe von Krebsforschern vertreten, zu deren hauptsächlichen Verfechtern der Göttinger Ordinarius für Gynäkologie Professor Kirchhof zählt. Sie geht auf Grund langjähriger eingehender klinischer Beobachtungen und sehr eindrucksvoller tierexperimenteller Untersuchungen dahin, daß ein gesunder, abwehrbereiter Organismus mit versprengten Krebszellen fertig werden kann, die an irgendeiner Stelle des Körpers schlummern. Nach dieser

Sinn und Unsinn in der Medizin

Meinung ist also die Entscheidung über das spätere Schicksal des Krebskranken nicht allein durch die Radikalität der operativen und radiologischen Erstbehandlung bestimmt, sondern auch die Reaktionsbereitschaft der körpereigenen Abwehrkräfte. Das erste Auftreten der Krebsgeschwulst ist nach dieser Meinung also keineswegs nur ein lokales Problem eines bestimmten Organs, sondern bereits Ausdruck einer darniederliegenden Abwehrkraft gegen den Krebs. Folgerichtig legen die Vertreter dieser Auffassung größten Wert auf eine Nachbehandlung, die eine Steigerung der Abwehrkräfte des Körpers zum Ziel hat."

Diese Ausführungen erschienen als Kommentar zum Issels-Prozeß, an den sich mancher Leser noch gut erinnern wird. Danach ist also der „Krebsarzt" Dr. Issels keineswegs ein Außenseiter der Schulmedizin, sondern lediglich der Vertreter einer sehr großen Gruppe gleichgesinnter Schulmediziner. Der Prozeß um ihn zeigte aber eindeutig, daß auch Issels und seine Freunde keine gezielte Krebstherapie kennen, sondern auf breiter Basis herumlaborieren, sich nämlich ganz allgemein um Besserung der Widerstandskräfte des Patienten bemühen. Doch allein schon dieses – für jeden Behandler eigentlich selbstverständliche – Bemühen genügte, um ihn zu verhaften und schließlich in jene mißliche Prozeßsituation zu bringen[35].

Zusammenfassend können wir also in bezug auf beide Gruppen der Schulmedizin feststellen: Humorale, zelluläre und konstitutionelle Forschungen auf diesem Gebiete verschlangen zwar Unsummen, führten jedoch zu keinerlei handfesten Erfolgen. So hat man – um nur ein Beispiel von vielen zu nennen – ein Medikament entwickelt, welches im Laborversuch unfehlbar lebende menschliche Krebszellen in 24 Stunden vernichtet, ohne jedoch gesunde Zellen anzugreifen, – leider nur im Laborversuch! Also gleichzeitig höchster Triumph und größte Niederlage einer lokalistisch ausgerichteten Forschung. Das war vor über zwanzig Jahren, dennoch sucht man unentwegt weiter nach spezifischen Eigenschaften der Krebszellen, um sie an einer schwachen Stelle packen und vernichten zu können.

35. (Fußnote des Autors) Der Verfasser hat Issels bereits Jahre vor dem Prozeß in persönlichen Gesprächen und auf Tagungen als einen Arzt aus innerer Berufung schätzen gelernt, der frei von allen Vorurteilen ist und ebenso frei seine Meinung vertritt.

Dann gibt es da noch die Vertreter der Erregertheorie. Da wir eindeutig wissen, daß Erreger stets nur einen oder mehrere örtliche Anfangsreize setzen, aber niemals das weitere Geschehen steuern können, erübrigt sich ein näheres Eingehen auf diese Frage. Sie hat – wenn überhaupt – nur sekundäre Bedeutung.

Man darf uns daher nicht verübeln, wenn wir auf die bisher begangenen Wege verzichten und uns seitwärts in die Büsche schlagen.

Fragen wir uns also zunächst ganz naiv: Gibt es ein wirksames Medikament gegen Krebs? Antwort: Nein. (Kürzlich mußten sogar 7 bekannte Antikrebsmittel der Schulmedizin aus dem Handel gezogen werden, weil sie nachweislich die Entstehung von Krebsgeschwülsten fördern!)

Fragen wir weiter: Ist Krebs heilbar? Antwort: Ja, denn viele klinisch gesicherte Krebsfälle heilten aus.

Nelson, Radiologe in Folkestone, England, sammelt seit Jahren Fälle von Krebserkrankungen, bei denen die Patienten mindestens sieben Jahre ohne irgendwelche Behandlung weitergelebt haben.

Nach Professor Zabel fanden sich bei einer Ärzteumfrage in den USA unter 2,5 Millionen Krebskranken immerhin 117 Fälle, bei denen man auch bei sehr kritischer Beurteilung eine echte Selbstheilung, also eine Heilung ohne ärztliche Behandlung, feststellen konnte. Auffallenderweise sei in allen diesen Heilungsfällen hohes Fieber aufgetreten.

Liek: „Noch eindrucksvoller sind jene Fälle, in denen der Operateur einen inoperablen Krebs vorfindet, die Diagnose durch eine Probeexzision sichert und wo der Kranke wider Erwarten ohne weiteres Zutun völlig gesund wird." (Natürlich denkt der aufmerksame Leser hier sofort daran, daß eine Probeexzision bereits als „Stoß in das Reflexsystem" wirken kann.)

Bruns schildert ein Melanosarkom der Mamma, ein großes Sarkom der Halsdrüsen, ein Epithelialkarzinom, ein Epithelkankroid und andere Neubildungen, bei denen Heilung durch ein Erysipel[36] festgestellt werden konnte. Wichtig ist dabei für uns seine Feststellung: „Die salutäre Wirkung des Erysipels ist nicht immer eine rein lokale, auf die direkt ergriffenen Gewebe beschränkte, vielmehr macht sie sich auch an entfernten Stellen geltend, welche von dem Erysipel verschont geblieben sind. So finden sich

---

36. (Fußnote des Autors) Erysipel: Rose, Hautentzündung.

Sinn und Unsinn in der Medizin

unter unseren Fällen von multiplen Tumoren auch solche verkleinert oder verschwunden, über welche das Erysipel nicht hingewandert ist."

Der Leiter einer medizinischen Badeanstalt, in der Überwärmungsbäder nach der Schlenz-Methode durchgeführt werden, versicherte mir glaubhaft, ihm sei bisher kein Patient, der ihm mit der Diagnose Krebs überwiesen wurde, gestorben, wenn die Herz-Kreislaufverhältnisse noch eine volle Anwendung der Schlenz-Bäder gestatteten. Aber natürlich werde er sich hüten, darüber öffentlich zu berichten, schließlich lebe er von den Überweisungen der Ärzte und habe als Familienvater entsprechende Rücksichten zu nehmen...

Auch auf die Ausführungen von Körbler über „Die Behandlung der Krebskrankheit mit Petroleum" (Erfahrungsheilkunde Heft 2, 1963) sei hingewiesen. Ich fand diese Angaben i. pr. bestätigt. Schlagartige Besserung des Allgemeinbefindens bei fortgeschrittenen Stadien zeigte sich vor allen Dingen dann, wenn nach den ersten Petroleumgaben ein vorübergehender blutschleimiger Durchfall eintrat. Offenbar handelt es sich hier um das gleiche Geschehen, was von anderen Autoren nach operativem Eingriff beobachtet wurde.

Hier noch ein auf den ersten Blick merkwürdiger Fall aus dem Jahre 1942: Bei einer 40jährigen Patientin wird metastasierender Magen-Darmkrebs festgestellt. Nach einer Probeexzision teilt man der Tochter mit, ihre Mutter sei unheilbar an Krebs erkrankt. Die Patientin lebte jedoch in der Überzeugung, ihre Krankheit sei nur die Strafe dafür, daß ihre Tochter gegen den Willen der Eltern einen Mann geheiratet habe, der ihrer nicht würdig sei. Nachdem sich der Allgemeinzustand der Patientin bedrohlich verschlechtert hatte, willigte der Schwiegersohn endlich auf Drängen der Tochter in eine Scheidung ein. Vom Tage seiner Einwilligung an besserte sich der Zustand der Patientin zusehends. Die Scheidung wurde ausgesprochen. Patientin starb 1965 durch Unfall.

Zusammenfassend können wir also feststellen, daß Heilungen von klinisch gesicherten Krebsfällen aufgetreten sind

a) nach Operationen (und Bestrahlungen, was ja ebenfalls nur Ausschaltung des örtlichen Geschehens heißt),

b) nach Infektionen (Erysipel),

c) nach Überwärmungsbehandlungen und Fieber,

d) nach Gaben medikamentöser Reizstoffe (bekannt auch unter Umstimmungsmittel),

e) nach Änderung der psychischen Reaktionslage.

Augenscheinlich haben wir es hier mit ganz unterschiedlichen Wirkungsfaktoren zu tun, die jedoch alle zum gleichen Erfolg führen *können*. Was aber ist ihnen gemeinsam? In allen Fällen spielen Reize mit entsprechenden Reaktionen eine Rolle. Andererseits wissen wir, daß chronische Reizung von Epithelgewebe Krebs hervorrufen *kann*. (Man beachte die hervorgehobenen Wörtchen können und kann! Da diese positiven und negativen Reaktionen nicht immer und mit Sicherheit auftreten, muß also noch eine unbekannte Komponente eine Rolle spielen, die es herauszufinden gilt.)

Wer Reiz sagt, muß auch Reflex sagen, da eines ohne das andere nicht existent ist. Damit erkennen wir den Krebs als Ergebnis pathogener Reflexverbindungen, und zwar, da nicht angeboren, als Ergebnis bedingter Reflexe.

Rekapitulieren wir also ganz einfach die uns bekannten Gesetzmäßigkeiten, um so dem Prozeß der Krebswucherung auf die Spur zu kommen.

1. Die Entstehung bedingter Reflexverbindungen kann somatische, psychische und psychosomatische Ursachen haben. – Daß bei der Entstehung krebsiger Wucherungen chemische, mechanische und infektiöse Reize eine Rolle spielen, ist erwiesen. Nichts spricht dagegen, daß auch seelische Fakten einen krebsfördernden Einfluß haben können.

2. Bedingte Reflexe bilden sich auf dem Boden einer Kombination von Irradiation und Konzentration der Erregung *(siehe Seite 60)*: Konzentration der elektrisch negativen Erregung bei gleichzeitiger elektiver Irradiation auf einen bestimmten Punkt im Gehirn, welcher seinerseits durch ein entsprechendes Pluspotential den Erregungsimpuls gewissermaßen anzieht. (So wirkt ein Nahrungsreiz z. B. um so kräftiger, je stärker das Pluspotential Hunger ist.) Dabei spielt die Wiederholung der Reiz- bzw. Reflexketten eine wichtige Rolle für das immer tiefere Einfahren der bedingten Reflexbahnen. – Man möchte das fast eine Physiologie des Krebses nennen. Nehmen wir ein einfaches Beispiel:

Der peripher lokalisierte mechanische, chemische oder biologische (Entzündungs-)Reiz löst den Reflex „örtliche Gewebserneuerung" aus. Zum sogenannten Nervensystem gehören ja nicht nur die mikroskopisch noch sichtbaren Nervenfasern; erstreckt es sich doch bis auf die Reiz- und Reaktionsfähigkeiten der Einzelteile als Teile der gesamten Funktionseinheit. Dieser Reflex ist ein ganz normales Geschehen, wie er in jeder Sekunde vielleicht zehntausendmal in den verschiedenen Organeinheiten unseres Körpers als vegetativ gesteuerter Vorgang abläuft – und zwar ohne jede direkte Beteiligung der Hirnrinde. (Wie erinnern uns: Je niedriger die Organisationsform, um so vollkommener noch das Regenerationsvermögen.) Es handelt sich hier also um einen jener ererbten unbedingten Reflexvorgänge, die ja in höheren Organisationsformen erhalten bleiben: Erworbene Fähigkeiten gehen niemals verloren, vielmehr gehen sie auf innerhalb einer höheren Funktionsqualität *(siehe Seite 52)*. Diese Fähigkeit zur Regeneration, welche es z. B. dem Regenwurm nach Durchtrennung gestattet, nach Bedarf ein neues Kopf- oder Schwanzstück zu bilden, ist in der höheren Funktionsqualität (Kortex-Subkortex) aufgegangen, wobei jedoch die Dominante bei der höheren Funktionseinheit liegt: Sie beherrscht und steuert zwar regenerative bzw. vegetative Funktionen, wie das auch im zweiten Teil dieser Arbeit gezeigt wird, aber einmal zerstörte Nervenzellen können nicht neu gebildet werden.

Da nun Stammhirn und Hirnrinde funktionell ein untrennbares Integral bilden, liegt diese Fähigkeit auch im Einflußbereich der Hirnrinde, nämlich in der Möglichkeit des bedingten Reflexes.

Erinnern wir uns weiter: Der bedingte Reflex hat vor allen Dingen die Aufgabe, es dem Organismus zu ermöglichen, sich veränderten Lebensbedingungen anzupassen. Ein ständiger, den biologischen Bedürfnissen widersprechender Reiz aber ist eine veränderte Lebensbedingung. Darum wird aus der allgemeinen unbedingten Reflexion der Zellerneuerung der bedingte Reflex der örtlichen Gewebserneuerung.

Halt, jetzt bitte keine übereilten Schlüsse. Bis zu diesem Punkt kann es sich um ein durchaus normales Geschehen handeln. Was fehlt, ist noch jene Unbekannte, die daraus mit Gewißheit eine krebsige Entartung werden läßt.

Erinnern wir uns zunächst an den Elefanten im Zoo von Lissabon *(siehe Seite 55)*. Durch Dressur wurde eine bedingte Reflexkette dem unbedingten Freßreflex eingebaut: Ein angebotenes Geldstück wird von dem Tier in eine Kassette geworfen, dann betätigt es eine Glocke, damit der Wärter kommen und ihm einen Leckerbissen geben kann. Setzen wir nun den Fall, ein Besucher reicht dem Tier einen Schlüsselring. Auch jetzt läuft die

Reflexkette ab. Erscheint nun der Wärter und bestätigt diesen „falschen" Reflexablauf durch Gabe eines Leckerbissens, so wird er bald alle möglichen unverdaulichen Gegenstände in der Kassette vorfinden. Das entspricht in funktioneller Hinsicht genau jenem Geschehen, dem wir bei der Entwicklung einer Krebswucherung gegenüberstehen.

Die ständige Wiederholung der Reflexkette führt bekanntlich zu deren Vertiefung. Spielten anfangs noch aktive Hemmung bzw. Einengung der Erregung eine entscheidende Rolle, so bildet sich nunmehr an den mit der peripheren Reizstelle korrespondierenden Punkten im Gehirn immer deutlicher das Pluspotential „Gewebsdefizit" heraus. Wir wissen jedoch bereits, daß ein Pluspotential den Erregungsimpuls anzieht. Mit anderen Worten: Hat das Pluspotential einen gewissen Grad erreicht, so kann es qualitativ gleichgestimmte Erregungsreize aus anderen Stellen der inneren und äußeren Peripherie, die ja sowieso die Tendenz zur elektiven Irradiation besitzen, anziehen und der eingefahrenen Reflexkette „Gewebserneuerung" weitere Impulse geben. Und da es sich hier nicht um einen auf den Augenblick beschränkten Reflex, vielmehr um ein länger währendes und sich mehrfach an einem Orte abspielendes Geschehen handelt (es wird ja nicht nur eine Zelle erneuert), kann die neue Reflexkette der alten parallel geschlossen werden. Handelt es sich bei diesen „angezogenen" Reizen anfangs noch um stärkere Qualitäten, so genügen schließlich normale Erneuerungsimpulse als Anstoß für die eingefahrene Reflexkette, ja – ein ganzes System von ineinander verschachtelten Reflexketten bildet sich mit dem Ergebnis der eingangs lokalisierten Wucherung (Proliferation).

Daraus ergeben sich zwei weitere Gesetzmäßigkeiten:

a) Die Krebswucherung ist das Ergebnis einer Summation von Altwerten, ohne die ihr Zustandekommen nie möglich wäre (während sich beim Sekundenphänomen das Geschehen innerhalb des Nervenfasersystems abspielt, haben wir es bei der Krebswucherung mit einem nervlich gesteuerten Vorgang im Zellularbereich zu tun, jedoch unter den gleichen Entwicklungsbedingungen);

b) da diese neue Organisationsform nach ihren eigenen Gesetzen funktioniert (Speransky), tragen auch deren Teile oder Produkte diese Gesetzmäßigkeiten in sich; mit anderen Worten: Werden Zellelemente dieser besonderen Organisationsform auf dem Blutwege an andere Stellen geschwemmt, so können sie dort sich nicht nur als biologischer Bestandteil des Körpers ansiedeln, sondern auch die ihnen innewohnenden Reizqualitäten vom neuen Ort aus an die Zentrale senden, der Krebs metastasiert. So trifft auch auf den bedingten Reflex das zu, was Fabre vom unbedingten Reflex sagte: Eingebungen von höchstem Wissen und erstaunlicher Dummheit sind gleichzeitig sein Teil, je nachdem das System unter normalen oder pathologischen Umständen funktioniert *(siehe Seite 55)*.

Ergänzend muß hier betont werden, daß natürlich auch der umgekehrte Entwicklungsgang zur krebsigen Gewebsentartung führen kann – und das dürfte weitaus öfter der Fall sein:

Autogase, seelische Konfliktsituationen, chemische Konservierungsstoffe, Überbeanspruchung, soziale Umweltfaktoren, Genußmittelmißbrauch usw. – eine Fülle verschiedenster, immer wieder auftretender Reize schafft allmählich eine Kette von Reflexkombinationen zum Zwecke erhöhter Regeneration verschiedenster Gewebsteile der inneren und äußeren Peripherie. So wird das biophysiologische Gleichgewicht mitunter nur noch mühsam gehalten, bis – ein „Schlag in das System" zu einer vielleicht nur winzigen Fehlschaltung des Reflexsystems führt (ein Verdruß, ein Diätfehler, ein „nagender" Kummer, ein überflüssiges Medikament, also eine besondere Beanspruchung seelischer oder körperlicher Art). Diese Fehlverbindung kann ausreichen, um die Potenz eines der vorhandenen „Pluspunkte für Gewebserneuerung" derart zu verstärken, daß er einen kleinen Teil der laufend eintreffenden Erregungsenergie von einem anderen Reflexpunkt des Gehirns anziehen kann: Die „Inkubationszeit" des Krebses hat begonnen.

Die weitere Entwicklung läuft dann nach dem Schneeballsystem ab, zumal mit Beginn der Wucherung immer mehr Bestätigungszreize von den neuen Zellen an die Zentrale des bedingten Reflexgeschehens gesendet werden. (Um es ganz primitiv auszudrücken: Die neuen Zellen sind ja Kinder des Systems, die der Mutter laufend signalisieren, wie prächtig sie gedeihen; denn daß wir es pathologisch nennen, interessiert diese neue Einheit herzlich wenig, zumal ja anfangs kaum Störungen der Allgemeinheit und damit auch kaum Aktivhemmungen in der Zentrale auftreten. Das biologische Prinzip hat also in seinem Drange nach Verwirklichung hier scheinbar eine herrliche neue Möglichkeit „von erstaunlicher Dummheit" gefunden. Man überschätzt leider immer wieder die „Intelligenz" des Bios. Erinnert sei hier nur an die immer wieder in der Tierwelt beobachteten Massen-Selbstmorde als Ausdruck erstaunlicher Reflexdummheit.)

Warum ignoriert man z. B. stur die klinisch erwiesene Tatsache, daß vagusbetonte Menschen zu krebsigen, Sympathikotoniker hingegen zu Sarkom-Erkrankungen neigen, also Grundreaktionen des Nervensystems ausschlaggebend für die Art der Erkrankung sind?

Bei dieser Betrachtungsweise müssen naturgemäß auch Zweifel darüber auftauchen, ob unsere althergebrachten Ansichten über den Metastasierungsvorgang richtig sind: Entstehen Tochtergeschwülste allein durch Verschleppung einzelner Krebszellen auf dem Blut- und Lymphweg? Warum ist im Experiment dann die Übertragung von Krebs unter normalen Bedingungen immer unmöglich? Warum muß man bei erfolgreichen Krebsübertragungen im Tierexperiment erst für gewisse Reaktionslagen des Wirtstieres sorgen? Und warum setzen Krebsgeschwülste je nach Lokalisation mit Vorliebe ihre Metastasen stets an spezielle Stellen der Peripherie, die sich durch Lymph- und Blutströmungsverhältnisse allein durchaus nicht erklären lassen? Die Antwort liegt auf der Hand:

Wenn es zu einer Krebswucherung gekommen ist, so ist dies nur die Folge einer mehr oder weniger langen Entwicklungskette, der der ganze Organismus unterlag. Also alle peripheren Punkte des bedingten (erworbenen) Reflexsystems dieser Ganzheit tragen bereits die Tendenz zur Wucherung in sich. Diese Tendenz erhöht sich allmählich, aber unterschiedlich, was abhängig ist von der Stärke, mit der der dominierende „Pluspunkt" die an anderen Stellen eintreffenden Erregungsreize anzieht. Die übrigen Pluspunkte werden also je nach Lage immer unvollkommener ausgeglichen und verstärken sich allmählich derart, bis einer von ihnen schließlich seinerseits Erregungsreize zusätzlich anziehen kann. Diese Verstärkung des Sekundärpunktes wird ausgelöst durch einen entsprechenden peripheren Zusatzreiz, der auch von einer angeschwemmten Krebszelle ausgehen kann.

Doch untersuchen wir nunmehr weiter die Gesetzmäßigkeiten des bedingten Reflexes innerhalb des Krebsgeschehens.

3. Auf *Seite 59* konnten wir feststellen: Die Fähigkeiten der aktiven Hemmung ist für die Bio-Organisation von gleich großer Bedeutung wie die Fähigkeit zur Aktivität durch Erregung. Auswahl und Verarbeitung der Reize zur Existenzerhaltung ist die Hauptaufgabe des Nervensystems in seiner Gesamtheit. Diese Aufgabe kann es nur durch die Fähigkeit der aktiven Hemmung zweckfremder Reizimpulse erfüllen. – Jetzt können wir ergän-

zen: Krebs ist die fehlerhafte Auswahl der Verarbeitung von Reizen mit dem Versagen der aktiven Hemmungsfunktion des Nervensystems.

4. Das Gesetz der positiven und negativen Induktion, wie Pawlow die Wechselbeziehungen zwischen Erregung und Hemmung differenzierte, interessiert uns naturgemäß besonders in bezug auf die Heilungsmöglichkeiten. Betrachten wir also die verschiedenen Arten der aktiven Schutzhemmung für unseren Zweck.

a) Einfache Hemmung *(siehe Seite 63)* des bedingten Reflexes tritt auf, wenn während seines Ablaufes ein neuer Reiz einwirkt.

Hier haben wir bereits die Erklärung für die aufgetretenen Heilungen nach dem Setzen „passender" Zusatzreize (Erysipel, Fieber, Diät, operativer Eingriff mit anschließender Narbenbildung, Petroleumgaben usw.).

b) Bei der bedingten Hemmung *(siehe Seite 64)* finden wir das Bild der – vorübergehenden Besserung! Zwar wirkt ein (medikamentöser, operativer oder sonstwie gearteter) neuer Reiz ein, aber er ist nicht derart modifiziert, daß er das individuell gebundene pathologische Reflexsystem gerade jenes Patienten „umschalten" kann. Der Reiz erzeugt zwar eine aktive Hemmung und damit Besserung des Zustandes, diese ist aber nur bedingt und darum auch nur vorübergehender Natur.

c) Unter Löschhemmung *(siehe Seite 64)* finden wir das Bild einer erfolgreich verlaufenen „klassischen" Krebsbehandlung: Der von der Peripherie ausgehende Betätigungsreiz wurde ausgeschaltet, der durch Eingriff erzeugte neue Reiz wurde normal ausgewertet und verarbeitet (hätte jedoch auch den bösartigen Verlauf beschleunigen können, was ja in der chirurgischen Praxis auch oft genug erlebt wird!).

Zusammenfassung: Wenn es gelingt, durch psychische, somatische oder psychosomatische Reize einfache oder bedingte Hemmungen derart aufzubauen, daß darüber der periphere Bestätigungsreiz der pathogenen Reflexkombination verstummt, so tritt eine Löschhemmung dem krankhaften Reflexgeschehen entgegen und damit Heilung ein. Allerdings kann von einer endgültigen Heilung niemals mit Sicherheit die Rede sein, da „Löschung nicht gleichbedeutend mit Auflösung" im Reflexgeschehen ist (Pawlow), jedoch arbeitet hier die Zeit für den Patienten durch die immer größer werdende „Verflachung" der alten Reflexbahnen.

Abschließend können wir sagen, daß diese Zusammenhänge praktisch für jedes Krankheitsgeschehen Gültigkeit haben, sei es nun Tuberkulose,

Leukämie, Sarkom oder Syphilis. Die Unterschiede liegen lediglich in der Art der vorhandenen Sensibilitätslage des Nervensystems und der entsprechenden Verbindungen bzw. deren lokalen Manifestationen. (So sei an dieser Stelle auch auf die bis dato z. T. unerklärlichen Veränderungen hingewiesen, die oft eine Schwangerschaft bringt. Seit Jahren bestehende Krankheiten verschwinden während der Schwangerschaft, ohne nach der Entbindung wieder aufzutreten; in anderen Fällen wieder stellt nach einer Entbindung „aus heiterem Himmel" eine Krankheit ein: Überall die gleichen Funktionsmechanismen und Gesetzmäßigkeiten des „hirnrindengesegneten Lebens".)

Man gestatte hier eine rein theoretische Erörterung:

Nehmen wir das Bild der chronischen myeloischen Leukämie als Ergebnis einer Kette bedingter Reflexe, so finden wir als deren periphere Manifestation u. a. Mattigkeit, Völlegefühl, Nasenbluten, nur mitunter Temperaturerhöhungen und Klopfempfindlichkeit der Knochen; im Vordergrund steht die enorme Steigerung der Leukozytengesamtzahl.

Das periphere Reflexbild des Typhus abdominalis hingegen zeigt die Aktivität anderer Funktioneller Einheiten. Dem myeloischen Apparat steht hier neben hohen Temperaturen, Bradykardie usw. das Abdominalgeschehen gegenüber – mit dem scharfen Gegensatz der Leukozytenverminderung bereits in der ersten Krankheitswoche.

Halten wir uns jetzt die Gesetzmäßigkeiten der Hemmungsfaktoren bedingter Reflexe vor Augen *(siehe Seite 105)*, so drängt sich eine Frage auf: Was geschieht, wenn im Falle einer myeloischen Leukämie durch Infektion mit (oder durch aktive Schutzimpfung gegen) Typhus abdominalis entsprechende neue Reflexbahnen geschaffen werden? Es lohnt sich, darüber nachzudenken, denn was dem Krebs das Erysipel...

Da mag dem eingeschworenen Zellularpathologen etwas naiv erscheinen, die Frage zielt jedoch in eine ganz bestimmte Richtung:

Aus dem feindlichen Wolf züchtete der Mensch den Schutz und Blindenhund. Der Welt der Erreger steht er jedoch fast ausschließlich feindlich gegenüber. Lediglich abgetötete bzw. geschwächte Erreger oder nur deren Produkte benutzt er im Rahmen der artspezifischen Immunisierung und gleicht damit jenem rückständigen Vater, der den ungehorsamen Sprößling mit dem schwarzen Mann im Kohlenkeller abzuschrecken versucht. Gewiß gab es auch einige Züchtungsversuche mit verschiedenen Erregerstämmen, um sie dem Menschen dienstbar zu machen. Man stelle sich einen nach der Friß-Vogel-oder-stirb-Methode gezüchteten Erreger vor, der nur Krebszellen angreift, kein schlechter Gedanke, nur – bliebe man damit wieder in der Peripherie kleben, das kausale Geschehen bliebe unberührt davon (was ja die Ergebnisse derartiger Versuche auch gezeigt haben). Wo aber bleibt die Züchtung von Erregerstämmen, die oder deren Stoffwechselprodukte von der Peripherie her unterschiedliche und dosierungsmäßig steuerbare bedingte Reflexketten im menschlichen Organismus provozieren (adäquat zu den verschiedenen pathologischen Reflexketten sogenannter „unheilbarer Krankheiten") mit dem Ziele der Löschhemmung…? Hier bietet sich der Zellularpathologie innerhalb einer höheren Betrachtungsweise ein Betätigungsfeld unermeßlicher Größe: Die Schaffung einer Zellularreflexkettentherapie! Wertvolle Hinweise und Anregungen in dieser Richtung dürfte übrigens getreu Ben Akiba eine andere Außenseitermethode bieten, die Nosodentherapie. Und was ist z. B. die Homotoxinlehre („Heel") anderes als die Lehre von der Pathologie bedingter Reflexe in der Sprache eines Biochemikers?

Und noch eine Bemerkung sei gestattet: dreimal fünf ist fünfzehn, aber fünfmal drei ist ebenfalls fünfzehn. Erregung schafft Hemmung, wie es Pawlow bewiesen hat. Eine Summation von aktiven Schutzhemmungen, welche wir dank zivilisatorischer Reize täglich entwickeln müssen, muß also zu einer adäquaten Summierung von Erregungen führen. Auf jeden Fall dürfen wir uns weder wundern noch beschweren…

Unsere Medizin ist ein ausgesprochen anarchistisches Gebilde, solange sie ihre Hauptaufgabe nur darin erblickt, immer neue Reizquellen aufzuspüren, den verschiedenen Symptombildern nachzujagen und am peripheren Geschehen herumzureparieren. Bis zum heutigen Tage ist ihr nicht einmal die einfache Tatsache aufgegangen, daß sie mit keiner therapeutischen Maßnahme etwas aufheben, rückgängig machen oder gar entfernen kann. Jede Behandlung kann nur eine entwicklungsberechtigte Funktionskombination durch Hinzufügen eines neuen Faktors verändern; das gilt für die homöopathische Arzneimittelgabe, wie für die operative Entfernung eines Hühnerauges und letztlich auch für die Neuraltherapie.

In der Geschichte der Medizin gab es bis heute nur einen gültigen Versuch, das gesamte pathologische Geschehen in einer Synthese zu erfassen, die Virchowsche Zellularpathologie; jedoch gerade sie beschleunigte die Entwicklung der anarchischen Denkweise durch Verzettelung. Eine lokalistisch ausgerichtete Forschung wird eine Erscheinung wie das menschliche Leben nie in ihrer echten Ganzheit erfassen können.

Wir haben uns bisher wohlweislich nur mit Erscheinungen befaßt, wie sie bei Tier und Mensch auftreten (abgesehen von kleinen Abstechern in bekannte Gebiete der Psychologie), denn selbst diese in ihren Zusammenhängen zu erfassen, war bisher nicht möglich. Dabei waren wir uns von Beginn an klar darüber, daß für den Menschen besondere Funktionsgesetze zusätzliche Gültigkeit haben müssen. Diese zu ergründen und verständlich zu machen, sei die nächste Aufgabe dieser Arbeit. Unsere bisherigen Feststellungen können wir – soweit es den medizinischen Sektor betrifft – in einen Satz zusammenfassen, der eingangs bereits aufklang:

„Es gibt keine Krankheiten, – es gibt nur kranke Geschöpfe!"

Ja, ich gehe mit Paracelsus noch einen Schritt weiter und behaupte, es gibt nur Arzneimittel, jedoch keine Heilmittel zu kaufen. Zum Heilmittel wird ein Stoff nur dadurch, daß es der Behandler in richtiger Dosierung, zur richtigen Zeit, beim richtigen Patienten einsetzt. Das kann Strychnin sein, das kann Wasser, das kann ein Krautaufguß, das kann ein gütiges Wort oder eine Spritze sein.

Der Mensch und seine zwei Signalsysteme

„Dem Tier gibt sich die Wirklichkeit durch Reize und ihre Spuren in den beiden Hemisphären zu erkennen. Diese Reize gelangen unmittelbar in besondere Zellen der optischen, akustischen und anderen Rezeptoren des Organismus. Das ist es, was auch wir als Eindrücke, Empfindungen und Vorstellungen von unserer Umwelt, der allgemeinen und der sozialen, gewinnen. – Das ist das Signalsystem, was wir mit dem Tier gemeinsam haben." – Pawlow

Aber worin besteht der Unterschied im medizinischen Sinne? Die Schulmedizin kennt auf diese Frage keine klare Antwort.

Das Tier steht auch auf seiner höchsten Entwicklungsstufe (Großhirnrinde mit der Fähigkeit zur Bildung bedingter Reflexe) stets unter der Herrschaft seiner ererbten Instinktreaktionen. Es kann zwar gewisse soziale Vorstellungen entwickeln (z. B. Rangordnungen in Familie und Herde), es kann durch Einfahren bedingter Reflexbahnen Ideenverbindungen zwischen Dingen und Eigenschaften herstellen, es bleibt aber immer ein Sklave der Gegebenheiten. Das Tier kann sich stets nur den gegebenen Situationen anpassen, wobei der Grad der Anpassungsfähigkeit unterschiedlich entwickelt ist.

Anders der Mensch.

Der Mensch ist Herr seiner Instinktreaktionen und kann die Umwelt nach seinen Bedürfnissen gestalten. Aber auch hier haben wir es nicht mit einer still im Raume stehenden Tatsache zu tun, sondern mit einem Entwicklungsvorgang. Die Bestätigung dafür liefert die Geschichte der Menschheit: In dem Maße, in dem die Herrschaft der Instinktreaktionen mehr und mehr überwunden wurde, – in dem Maße, in dem der Mensch menschlicher wurde, entwickelte sich in Konsequenz der im ersten Teil aufgezeigten Bedingungen zwischen Kortex und Subkortex die Fähigkeit zur Verwandlung und Beherrschung der Umwelt. (Man vergleiche nur die Entwicklung von Ethik und Moral im Wandel der Jahrtausende.) Daraus ergibt sich ein direktes Verhältnis zwischen Triebwelt und Schöpferkraft. Ja, man kann noch besser von einer Sublimierung der Triebkräfte in Schöpferkraft sprechen (nicht aber von Schwinden oder Auflösung der Triebe; jede höhere Lebensform enthält ja alle Qualitäten der vorangegangenen Entwicklungsstufen).

Schöpfungskraft ist also eine höhere Qualität der Instinkttriebe. (Anklänge hierzu finden wir in den verschiedenen Meditationsschulen, in denen die Beherrschung der Triebkräfte oberstes Gebot ist auf dem Wege zur Erlangung höherer Erkenntnisse.) Verfolgt man den Faden dieser Entwicklung zurück, so nähert man sich dem philosophischen Nullpunkt der Menschheit, dem Sündenfall: Vom Baum der Erkenntnis fällt das Wissen um die Möglichkeit der Überwindung der Gegebenheiten. Jedoch der Preis, der dafür gezahlt werden muß, ist hoch: Vertreibung aus dem Paradies der Unschuld durch die neue Triebqualität „Sorge" (oder Angst durch Verstand)... Der Fluch, im Schweiße deines Angesichts sollst du dein Brot essen, würde also in unserer Sprache lauten: In der Furcht deines Herzens sollst du den Kosmos bezwingen!

Das Geschöpf wird zum Ebenbilde des Schöpfers durch Entwicklung schöpferischer Kräfte. Es unterscheidet sich jedoch von ihm durch das Wissen um die Begrenztheit seiner Fähigkeiten und der daraus resultierenden Sorge vor dem Unbekannten. Das Ergebnis sind die Reflexbahnen Politik und Wirtschaft mit den Schutzhemmungen Kultur und Religion auf der gemeinsamen Entwicklungslinie: Zivilisation.

Am Anfang war das Wort

Eine Idee trägt stets den Drang zur Verwirklichung in sich. Eine Idee ohne Verwirklichungsstreben gibt es nicht.

Einfachste und erste Form der Verwirklichung ist der Ausdruck. Um einer Idee Ausdruck zu verleihen, müssen der Umwelt entsprechende Signale übermittelt werden. Diese Signale haben den Zweck, bei dem Empfänger entsprechende Reaktionen auszulösen, welche die Teil- oder Endverwirklichung der Idee ermöglichen. Empfänger dieser Signale kann Materie jeder Art sein – belebte und unbelebte (z. B. Bearbeitungssignale, um mittels unbelebter Materie die Idee eines Gebrauchsgegenstandes zu verwirklichen). Innerhalb der menschlichen Gesellschaft gehören u. a. Mimik, Gestik, Laut und Sprache zu diesen Signalen.

Die Entwicklungsgeschichte der Menschheit ist eine Entwicklung innerhalb der Gemeinschaft, in der sich das Individuum immer spezialisierteren Aufgaben gegenüber sah und dementsprechend immer differenziertere Ausdrucksmöglichkeiten benötigte. Andererseits bot die Fähigkeit des differenzierteren Ausdrucks wiederum die Möglichkeit zu differenzierteren Ideenverbindungen. Auf diese Weise wurden die Fähigkeiten für Logik und

Sinn und Unsinn in der Medizin

Abstraktion entwickelt: Das Wort als Trainer des schöpferischen Gedankens, während schöpferische Denkvorgänge zu neuen Wortschöpfungen führen.

Die Kraft des Wortes liegt in seinem Signalwert und wird von verschiedenen Nebenwerten (Rhythmik, Modulation, Lautstärke usw.) z. T. entscheidend beeinflußt. Dieses zweite Signalsystem des Menschen gibt uns die Möglichkeit einer spezifischen Signalgebung, die weder an Zeit noch an Raum gebunden ist, z. B.: „Wenn der nächste Sommer heiß wird, fahren wir zu X in Y!"

So bedient sich beispielsweise der Hypnotismus, für dessen Phänomene es bis heute nur spekulative Erklärungen gab, beider Signalsysteme; das Fixieren eines Punktes oder glänzenden Gegenstandes und das suggestive Wort. Die bekannten Wirkungen demonstrieren deutlich die tiefgreifenden Funktionen beider Signalsysteme.

Zunächst war das Wort nur Signum. Es diente den Menschen zur Bezeichnung und Übermittlung von Dingen und Zuständen. Dementsprechend geringer ist auch der Wortschatz innerhalb der Primitivkulturen. Die kulturelle und zivilisatorische Entwicklung des Menschen ist verbunden mit der Kultivierung des Wortes, sei es geschrieben oder gesprochen.

Darum waren die Entwicklung der Bilderschrift zur Buchstabenschrift und die Erfindung des Buchdruckes von so grundlegender Bedeutung. Das geschriebene Wort als „Konserve des bereits signalisierten Signals".

Beispiel: Das „Halt!" auf der Warntafel als höhere Form des zweiten Signalsystems – betont durch die rote Warnfarbe aus dem ersten System – verfehlt nicht seine hemmende Wirkung. Man vergegenwärtige sich nun gefühlsmäßig die unterschiedlichen Wirkungsgrade der Aktivhemmung folgender Varianten: Sie gehen einen einsamen Waldpfad entlang und stehen plötzlich vor einem a) Schild wie oben, aber das Wort ersetzt durch fremdartige Buchstabengruppe; b) Schild wie eingangs, aber ohne Ausrufungszeichen; c) Schild ohne Buchstaben, also nur rot mit schwarzem Ausrufungszeichen; d) roten Schild, betont durch weißen Rand; oder einem e) einfachen roten Schild.

Bewußtes Leben ist daher die Synthese von Idee und Wort, bei der beide Teile – wie Wasserstoff und Sauerstoff im Wasser – zur elementaren Einheit verschmolzen sind. Eines ist ohne das andere in bezug auf bewußtes Leben nicht existent. Auch der Stumme denkt Wortbegriffe, lediglich die

Funktion der Signalgebung ist teilweise gestört. Hingegen erlebt das Tier nicht im Sinne des bewußtwerdenden Erkennens, sondern es lebt die ‚Idee seiner individuellen Schöpfung'.

Hier ließe sich philosophisch weiter abstrahieren: Ist das „nichtgedachte Wort", das Unaussprechliche und daher für unsere beschränkten Signalsysteme unbegreifliche der absolute Nullpunkt des Universums mit seiner endlichen Unendlichkeit; dann wäre die Idee allein der in sich ruhende Schöpfer; – die Schöpfung also: „Und Gott sprach..."

Das Wort hat im Leben des Menschen die Rolle eines allumfassenden Reizerregers übernommen und bildet zusammen mit der Fähigkeit zur Logik und zur Abstraktion als zweites Signalsystem eine Höhere Form der bedingten Reflexe.

Rein funktionell gesehen sind also Wort und Idee Zwillingsprodukte der Fähigkeiten unseres Nervensystems. Dann aber muß das zweite Signalsystem auch den gleichen Gesetzmäßigkeiten unterliegen, denen das erste untersteht. So sind auch tatsächlich Empfinden einerseits und abstraktes Denken andererseits lediglich qualitativ verschiedene Formen des Erkennens.

Und konsequent schließt sich der Kreis zu harmonischer Vollendung. Da beide Signalsysteme an Subkortex und Kortex gebunden sind, müssen sie auch den gleichen Gesetzmäßigkeiten dieser Organe unterliegen. Ferner müssen zwischen beiden Signalsystemen die gleichen Beziehungen bestehen wie zwischen Stammhirn und Hirnrinde.

Mit dieser Erkenntnis zerreißt das nebelartige Gespinst, mit dem der Mystizismus die Krönung der Schöpfung umwoben hat. Und wie Facetten beim Diamanten lassen uns erst die Gesetzmäßigkeiten der Leib-Seele--Einheit die ganze Größe des Schöpfungswunders erkennen. Hier ist darum der Boden, auf dem sich materialistische und idealistische Philosophie zu einer höheren Form wissenschaftlichen Denkens vereinen können.

Wenden wir also ganz einfach die für Subkortex und Kortex geltenden Gesetze auf unsere beiden Signalsysteme an. Da wäre zunächst die

Harmonie der Gegensätze

Um im Sinne Pawlows *(siehe Seite 66)* zu sprechen: Die einfachste Auffassung besteht darin, daß das zweite Signalsystem das erste Signalsystem am Zügel hält. Wenn das zweite Signalsystem einen relativ hohen

Tonus hat, verhält sich das erste Signalsystem negativ und steht unter seiner Kontrolle. Ist jedoch das zweite Signalsystem geschwächt, so erhält das erste das Übergewicht.

Beispiele für die erste Situation bieten Hörspiel, Film und Fernsehen, bei denen die perfektionierte Signalgebung über das zweite System das erste System des Empfängers derart in Bann schlägt, daß es zum instinktiven Miterleben kommt. (Hingegen beobachte man einen Hund, dem ja das zweite Signalsystem fehlt, vor dem Fernsehschirm.) Natürlich muß das zweite Signalsystem durch bedingte Reflexbahnen entsprechend geschult worden sein. Hier sei an die ersten Tage der „entfesselten Kamera" in der Geschichte des Films erinnert: Für den ungewohnten Zuschauer war die erste Begegnung mit Teilaufnahmen im Film ein sinnloses, ja erschreckendes Durcheinander abgeschnittener Köpfe und Gliedmaßen. Ihm fehlten die bedingten Reflexbahnen, die es im ermöglichen, die riesenhaft vergrößerte Aufnahme eines Kopfes als ganze Persönlichkeit zu erleben. So ergeht es auch heute noch einem Kinde, welches zum ersten Male einen Film sieht. Rhythmik des Bildschnittes, Wechsel der Kameraeinstellung und das Miterleben in der Zuschauermasse schaffen jedoch sehr schnell die erforderlichen Reflexbahnen. Da aber beim Kinde das zweite Signalsystem (mit Logik und Abstraktion) noch keineswegs die Zügel fest in der Hand hält, ist ein derartiges Erleben entsprechend gravierend.

v. Uexküll berichtet: „Ich hatte einen jungen, sehr intelligenten und gewandten Neger aus dem Inneren Afrikas nach Daressalam mitgenommen. Das einzige, was ihm fehlte, war die Kenntnis europäischer Gebrauchsgegenstände. Als ich ihn aufforderte, eine kurze Leiter zu ersteigen, fragte er mich: „Wie soll ich das tun, ich sehe nur Stangen und Löcher?" Sobald ein anderer Neger ihm das Emporklettern vorgemacht hatte, konnte er es ohne weiteres nachmachen." – Man vergegenwärtige sich bei diesem Beispiel die Schwierigkeiten einer Tierdressur bei gleicher Aufgabenstellung infolge Ermangelung des zweiten Systems.

Wie die Hirnrinde vom Stammhirn, so empfängt auch das zweite vom ersten Signalsystem steuernde Impulse. Daraus erklärt sich der gestaltende Einfluß, den Kindheitserlebnisse auf die Entwicklung von Idee und Wort im umfassendsten Sinne nehmen. Und das eindrucksstarke Kindheitserlebnis verdeutlicht uns bereits die zweite Möglichkeit: Ist das zweite System geschwächt, so erhält das erste System das Übergewicht.

Pathologisches Beispiel für diese Situation bietet der Triebverbrecher. Und der Volksmund bestätigt sarkastisch:

Wenn die Hormone kreisen, geht der Verstand auf Reisen.

Ohne die Hintergründe zu kennen, macht man sich diese Tatsache seit Menschengedenken in der Kriegstechnik zunutze. So war im zweiten Weltkrieg z. B. nicht die Bombenlast bzw. Feuerkraft die Hauptursache der demoralisierenden Wirkung deutscher Sturzkampfflieger (Stuka), sondern die eigens für diesen Zweck in jede Maschine eingebauten Heulanlagen: Der immer tiefer auf die Erde herabdröhnende Sirenenton des in das Ziel stürzenden Flugzeuges erregte das erste Signalsystem des Menschleins am Boden derart, daß die adäquate Schwächung des zweiten Systems ein vernünftiges Handeln entsprechend einschränkte; zumal das Vernichtungssignal ja durch den Bombenabwurf stets seine Bestätigung erhielt und so im Wiederholungsfalle immer tiefere Reflexbahnen prägen konnte: Die Sturzkampfflieger wurden zur „eindrucksvollsten" Waffe im wahrsten Sinne des Wortes.

Zur modernen Nahkampftechnik gehört die Verbindung der Angriffshandlung mit einem tierhaften Geschrei. (Taschenbuch für Wehrpflichtige der Bundeswehr: „Unter anhaltendem Hurra! wird der letzte Widerstand des Feindes... gebrochen.") Kriegsgeschrei der Indianer und Kriegstänze afrikanischer Völker sind gleichartiges Reflexgeschehen.

„Dauert der Angriff länger, so geraten die Soldaten in Wut und stoßen in Abständen, die rascher aufeinander folgen als das Ticken einer Uhr, einen hellen vibrierenden Ton aus, den man auf einige Meter Entfernung hören kann. Ein Pfeifen aus dem Innern des Nestes gibt ihm Antwort. Diese Art Schlachtgesang oder Zorneshymnus, der durch Stöße des Kopfes gegen den Brustschild hervorgebracht wird, ist genau rhythmisiert und setzt von Minute zu Minute neu ein." (Maeterklinck: „Termiten".) Nichts geht durch Höherentwicklung verloren...

Hier sei auch an die durch Laut und Rhythmik erzeugten Ekstasen und Trancezustände der Medizinmänner erinnert. Bei Durchleuchtung der Zusammenhänge ist es verständlich, daß es durch stärkste Erregung des ersten Signalsystems und entsprechende Hemmung des zweiten zu paranormalen Erscheinungen kommen kann. „Spökenkieker" sind bekanntlich wortkarge Menschen; also parapsychologische Fähigkeiten durch Hemmung des zweiten Systems? So einfach ist es natürlich nicht, aber immerhin bieten sich auch hier neue Perspektiven...

Sinn und Unsinn in der Medizin

Hinsichtlich unserer beiden Signalsysteme können wir feststellen:

a) prim. Erregung des 1. Systems = Hemmung des 2. Systems;
prim. Hemmung des 1. Systems= Erregung des 2. Systems;
prim. Erregung des 2. Systems = Hemmung des 1. Systems;
prim. Hemmung des 2. Systems = Erregung des 1. Systems;

Soll die Gleichung aufgehen, so muß es nun weiter lauten: Werden hierbei Schwellenwerte erreicht, die dem Organismus nicht dienlich sind, so werden diese Funktionsmechanismen kurzgeschlossen, also:

b) zu starke Erregung des ersten Systems = zu starke aktive Hemmung des zweiten Systems mit dem Ergebnis, daß die Ausbreitung der aktiven Hemmungsschwelle innerhalb der physiologischen Einheit schließlich auch das erste System erfaßt und umgekehrt.

Die Praxis bestätigt auch hier die Theorie: Die „erlösende" Ohnmacht bei zu starker Erregung (z. B. Schockwirkung) ist bekannt.

Eine weitere Bestätigung liefern die Protokolle der widerlichen Tierquälereien, wie sie z. T. noch immer bei Vivisektion vorkommen. Man weiß, daß Versuchstiere, welche die Qualen ihrer Artgenossen miterleben, vor Angst zwar einem Herzschlag erliegen können, jedoch in Ermangelung der an das zweite System gebundenen Intelligenz nicht in Ohnmacht fallen. Was nicht vorhanden ist, kann auch nicht kurzgeschlossen werden. (Das bekannte Sichtotstellen im Augenblick der Gefahr gehört natürlich nicht hierher, sondern zählt zu den unbedingten Reflexen. v. Uexküll gibt ein bezeichnendes Beispiel dafür: „Die Dohle ist völlig unfähig, einen stillsitzenden Heuhüpfer zu sehen, und schnappt nur nach ihm, wenn er sich hüpfend bewegt. Hier werden wir zunächst vermuten, daß die Form des ruhenden Heuhüpfers der Dohle wohlbekannt ist, von ihr aber infolge der sie überschneidenden Grashalme nicht als Einheit erkannt wird, wie auch wir aus Vexierbildern nur schwer eine bekannte Form herausfinden können. Erst beim Sprung löst sich die Form nach dieser Auffassung von den störenden Nebenbildern. Aber nach weiteren Erfahrungen ist anzunehmen, daß die Dohle die Form des ruhenden Heuhüpfers überhaupt nicht kennt, sondern nur auf bewegte Form eingestellt ist. Dies würde das ‚Sichtotstellen' vieler Insekten erklären.")

So gehört zur Entwicklung des zweiten Systems notwendigerweise auch die Fähigkeit einer entsprechenden Schutzhemmung, die sich bis auf das erste System erstrecken kann. Versagt diese Totalhemmung oder tritt sie nur unvollkommen in Aktion, so kann Irrsinn die Folge sein. Hier finden wir auch die Erklärung für die Wirkungen des Schockverfahrens in der Psychiatrie: Nach einem „Totalblock" von Kortex und Subkortex kann sich mitunter das Verhältnis zwischen beiden und damit auch zwischen beiden Signalsystemen wieder auf „plus-minus-null" einpegeln. Unter diesen Aspekten eröffnen sich auf dem Gebiete der Geisteskrankheiten z. T. neue Forschungsmöglichkeiten, wobei dem Wissen um die Funktionen der beiden Signalsystem eine bedeutsame Rolle zukommen dürfte.

In Verfolgung unserer Arbeitsmethode der systematischen Analyse muß es nun nach der unter c) auf *Seite 69* getroffenen Feststellung weiter heißen:

c) Hemmung an einem Punkt des zweiten Signalsystems bewirkt Erregung an der Systemstelle; Erregung an einem Systempunkt erzeugt Hemmung an anderer Stelle des gleichen Systems.

In der Tat wissen wir, daß das menschliche Gehirn stets nur einen Gedanken erfassen kann. Die gleichzeitige Aufnahme und Verarbeitung zwei verschiedener Gedanken ist dem Gehirn unmöglich. Man versuche z. B. mit der einen Hand Kreise und gleichzeitig mit der anderen Hand Strichlinien zu beschreiben. Es gelingt zwar, aber man fühlt deutlich die zu Beginn auftretende Hemmung, dann jedoch den Übergang zum Automatismus. Kreis und Strich gleichzeitig denken kann man nicht. Bei Wiederholungen fällt die Durchführung immer leichter. Man kann zwar die Differenz zwischen Kreis und Strich erfühlen (1. System), beide gleichzeitig jedoch nicht (innerhalb des 2. Systems) aktiv denken; lediglich ein bedingter Reflex hat sich eingefahren.

Intuition

Auch die Gesetze von Konzentration und Irradiation finden wir innerhalb der beiden Signalsysteme bestätigt. Irradiation im zweiten System bildet den Boden, auf dem mit Hilfe des ersten Systems das entsteht, was wir mit Intuition bezeichnen. Wir können bewußt mit dem zweiten Signalsystem ein Signal aufnehmen und den Reiz, die Erregungswelle, sich gleichmäßig nach allen Richtungen hin ausbreiten lassen *(siehe Seite 60)*, die Gedanken schweifen ziellos umher, sagt man. Dabei nimmt die Intensität der Erregung mit dem Maße ihrer Entfernung vom Ausgangspunkt ab. Jeder kennt diese Erscheinung: Die Signalidee wird aufgenommen und berührt zunächst alle direkt mit ihr in Verbindung stehenden Dinge, um dann

– schwächer werdende – schließlich Dinge anzudeuten, die vom Empfänger aus gesehen kaum noch mit der Signalidee in Verbindung stehen.

Intuitive Ergebnisse werden hierbei durch die Fähigkeit zur gegenseitigen Induktion erzielt *(siehe Seite 62)*: Je größer unser Interesse an einem Problem, um so größer die latente Plusspannung der Zellverbindungen mit den dazugehörigen Erfahrungswerten; um so stärker aber auch die Minusspannung der Erregungswelle, welche – durch ein passendes Signal ausgelöst – die ihr entsprechenden Pluspunkte elektrisch aktiv werden läßt. Denn höhere Pluswerte vertiefen natürlich adäquat die Minuswertigkeit einer Reizwelle: Ein Berg am Rande des Tales erhöht dessen subjektive Tiefe.

Berührt nun diese elektrisch negativ gespannte Erregungswelle Punkte mit Plusladung, so tritt ein Teilausgleich der Spannungsdifferenz ein, wobei die Stärke der Erregungswelle entsprechend geschwächt wird. So kann der Signalreiz ein reliefartiges Bild von Pluspunkten zu einem Thema hervortreten lassen. Sind diese Punkte durch den spezifischen Reiz auf eine gemeinsame Formel zu bringen, welche die Pluswertigkeit aufhebt, so haben wir „intuitiv eine Idee" mit einem körperlich regelrecht fühlbaren Spannungsausgleich. Fehlen jedoch noch einige Erfahrenswerte mit Plus-Charakter, so geschieht nichts. Die Idee ist noch nicht reif, um geboren zu werden. So kommt es auch, daß immer wieder Erfindungen und Entdeckungen „in der Luft liegen": Auf einem bestimmten Gebiet sammelt die Menschheit entwicklungsgetriebene Erfahrungswerte, und „über Nacht" wird die gleiche Idee an verschiedenen Orten unabhängig voneinander geboren.

Der Irradiation steht die Fähigkeit zur Konzentration der Erregung im zweiten Signalsystem gegenüber. Hier wird die Irradiation der Erregung durch das Setzen aktiver Hemmungspunkte eingeengt. Der Erregungsimpuls bleibt in konzentrischer Stärke auf seinen Spezialwert lokalisiert. Der Mensch konzentriert sich, die Gedanken schweifen nicht ab. Dabei kann es geschehen, daß der erstrebte Erfolg (der Ausgleich zwischen negativer Erregungswelle und Pluspotential der Erfahrungswerte) ausbleibt, weil entferntere Pluspunkte durch die Konzentration der Erregung nicht erreicht werden: Das Problem wird nicht gelöst. Da durch strenge Lokalisation die Stärke der Erregung weniger abnimmt, so kann sich bei angestrengter Denkarbeit hier ein starkes, aber eingeengtes Minuspotential ansammeln. Schläft nun der Mensch – verliert also das zweite Signalsystem teilweise seine Vorherrschaft der Konzentration –, so kann die Erregungswelle u. U. elektiv irradiieren und die fehlenden Minuspunkte erreichen: Die Lösung des Problems ist nunmehr möglich. Darum hat mancher „Konzentrator" stets einen Notizblock auf dem Nachttisch zu liegen. Und darum rät der Volksmund, ein wichtiges Problem erst einmal zu „überschlafen, denn am Morgen sieht oft alles ganz anders aus".

Der Chemiker August Kekule von Stradonitz schlief auf der Nachhausefahrt im Autobus ein und träumte, wie sich rings um ihn die Atome zu Paaren zusammenschlossen, welche sich wiederum zu größeren Gebilden vereinigten und so noch größere Gruppen anzogen, wobei das ganze phantastische Gebilde in einem wilden Rundtanz um ihn herumwirbelte. So fand ein Chemiker die Theorie von der Struktur der Materie.

Nils Bohr, der weltberühmte Atomphysiker, hatte als Student folgenden Traum: Während er auf einer Sonne aus brennendem Gas saß, umkreisten ihn zwischen Planeten, die durch feine Fäden mit der Sonne verknüpft schienen. Plötzlich veränderte sich das Bild; das Gas ging in festen Zustand über, wobei Sonne und Planeten zusammenschrumpften und sich verhärteten. Nils Bohr erwachte und hatte das bisher vergeblich gesuchte Modell der Atomstruktur entdeckt.

So basiert gewissermaßen unsere ganz moderne Atomphysik auf Erkenntnissen, die „traumhaft" gewonnen wurden.

Damit haben wir die Antwort gefunden auf die alte Frage der Menschheit nach den Faktoren, die den menschlichen Genius ausmachen: Die Kombination der Fähigkeiten des zweiten Signalsystems, also Konzentration, Irradiation und gegenseitige Induktion. Anders formuliert: Konzentration der Erregung bei gleichzeitiger elektiver Irradiation auf ein bestimmtes Ziel, welches seinerseits durch ein entsprechendes Pluspotential den Erregungsimpuls gewissermaßen anzieht; ein Vorgang, der sich vorwiegend in der Großhirnrinde abspielt, welche ihrerseits Wertungsimpulse vom Subkortex empfängt.

Das Tier hingegen hat die Fähigkeiten zur Irradiation und Konzentration nur innerhalb des ersten Signalsystems und der entsprechenden Reflexbahnen, wobei das in Stammhirn und Hirnrinde vorhandene Pluspotential die entscheidende Rolle spielt. Gibt man z. B. einer Kröte nach einer Hungerperiode einen Wurm, den sie gierig verschlingt und legt ihr dann ein Streichholz vor, so stürzt sie sich auch auf das Streichholz. Der Freßreiz „Wurm" hat zu einer Konzentration des Pluspotentials „Hunger" auf alles, was Längsform besitzt, geführt. Gibt man ihr jedoch statt des Wurms zu-

Sinn und Unsinn in der Medizin

nächst eine Fliege, so läßt sie das Streichholz unbeachtet. – Gibt man einer ausgehungerten Kröte zunächst einen Wurm und dann eine tote Fliege, so wird die Fliege zunächst vollkommen übersehen, da weitere Längsformen infolge der Erregungskonzentration gesucht werden. Erst nach Abklingen der Konzentration tritt Irradiation ein, welche zur Wahrnehmung der Fliege führt, eventuell begünstigt durch Geruchsreize. Gibt man ihr hingegen nach dem Wurm eine lebende Fliege in den Käfig, so überschwemmt der starke Bewegungsreiz des Objektes sofort die Konzentration auf Längsformen: Die Fliege wird als Beute erkannt.

Auf dem Versuchsgelände der Dahn-Biotron GmbH brachten weitere Experimente mit Wild, Geflügel und Fischen gleichartige Ergebnisse.

Betrachtet man angesichts dieser Verhältnisse das Individuum Mensch, so liegen die Möglichkeiten einer Typisierung auf der Hand (einschließlich aller Einschränkungen und Schwächen, die jede Schematisierung in sich trägt). Allein die unterschiedliche Entwicklung beider Signalsysteme läßt verschiedene Erscheinungsformen entstehen und bietet reiche Schattierungsmöglichkeiten, vom Intuitiverleben des Künstlernaturells bis zum hochgezüchteten Abstraktionsvermögen des Kernphysikers.

Doch auch innerhalb der beiden Signalsysteme und deren Beziehungen zueinander läßt sich die „Psyche" (hier im umfassendsten Sinne des Wortes zu verstehen) leicht aufschlüsseln, was Thema eines speziellen Lehrwerkes sein könnte. Hier nur einige Andeutungen:

Überwiegt das erste System, während das zweite vorwiegend konzentrativ arbeitet, so kommen wir in der Musik beispielsweise zur Fuge, zur Dominante des Kontrapunktes usw. (Der Erregungsreiz wird streng konzentriert und führt daher zu immer neuen Variationen innerhalb seiner Lokalität.) Wird andererseits ein stark entwickeltes erstes System durch Konzentration mit gleichzeitiger elektiver Irradiation auf ein Ziel hin gezügelt, so denkt man an Beethoven. „Träumerei" von Schumann hingegen wäre ein Beispiel für dominierende Irradiation, wobei die mathematischen Gesetzmäßigkeiten der Musik lediglich als bedingte Reflexe die Grundlage bilden. Ähnliche Vergleiche lassen sich zwischen Goethe und Schiller, zwischen Van Gogh und Picasso (Abstraktion), ja innerhalb aller Gebiete menschlichen Schaffens ziehen, – selbst in der Negation. (Warum z. B. lehnte Heuss die Wagnersche und Einstein jede „gefühlsduselige" Musik ab? Neue Testmethoden bieten sich an.) Für den Behandler sei hier jedoch festgehalten: das Sympathikus-System tendiert zum 1., das Vagus--System zum 2. Signalsystem.

Wie im Kleinen, so im Großen.

Man kann alle Gesetzmäßigkeiten, die in dieser Arbeit bisher aufgezeigt wurden, auch ohne Schwierigkeiten auf größere Maßstäbe übertragen. Nationen, Völker, Rassen besitzen entsprechende Signalsysteme mit den gleichen Funktionsmechanismen, denn sie bilden eine höhere Organisationsform des Grundprinzips: Leben. Diese Funktionsmechanismen bestimmen und erklären zugleich geschichtliche Entwicklung und politisches Geschehen, Krieg und Frieden. Leider spielen innerhalb der politischen Wissenschaften fehlerhafte Methoden der Analyse die gleiche verhängnisvolle Rolle, wie das in der Schulmedizin der Fall ist:

Analyse ist notwendig, nämlich zur Erkennung der gegebenen Einzelheiten; ihr muß jedoch die allumfassende Synthese folgen. Aber in der Politik werden nach wie vor in erster Linie Einzelindividuen und deren Signale bzw. Reaktionen gewertet.

Man vergißt darüber die Zusammenhänge: Demokratische und diktatorische Politiker sind lediglich Signale und Rezeptoren einer größeren Ordnung (Parteien- oder Interessengruppen), so wie das Parlament ein System bedingter Reflexverbindungen eines in Weiterentwicklung befindlichen Volkes ist.

Dem ungeübten Betrachter mögen diese Zusammenhänge zunächst erstaunlich erscheinen. Er halte sich jedoch vor Augen, daß es sich hier nachweislich um Naturgesetze handelt (das Volk als Gesamtorganisation, bestehend aus scheinbar selbständigen Einzelorganismen).

Wird das zweite Signalsystem durch Beeinflussung, Lenkung oder Hochsteuerung des ersten Signalsystems gehemmt, eingeengt oder gedämpft, wobei man sich durchaus der Signale beider Systeme bedienen kann, so ist das Ergebnis stets ein von der Norm entsprechend abweichendes (abnormes) Verhalten. Das gilt für das Einzelindividuum wie für das Volksganze.[37]

---

37. Aus den bereits unter Anmerkung 12 genannten Gründen wurde eine kurze politische Anmerkung fortgelassen, ohne daß der Sinngehalt des Gesagten verloren geht.

Sinn und Unsinn in der Medizin

Es wird immer Menschen geben, die nicht einmal ein Huhn schlachten können. Und es wird immer Menschen geben, denen Vernichtung von Leben leichter fällt.

Diese Wirkungs- und Funktionsmechanismen innerhalb anderer Bereiche unseres Lebens hier zu schildern, würde zu weit führen; auch möchte ich dem scharfsinnigen Leser nicht die Freude an eigenen Entdeckungsfahrten nehmen. Hier sei nur an die verschiedensten Zweige in Politik, Wirtschaft, Kultur und Religion erinnert.

Die Rätsel des dritten Systems

Theorien – Spekulationen – Hypothesen

Als Heilpraktiker ist man so wenig Sprachwissenschaftler, wie man Schulmediziner ist. Das bringt gewisse Nachteile mit sich, hat aber – wie man in bezug auf die Medizin sieht – auch unbestreitbare Vorzüge: Man ist frei von Vorurteilen und anderen Scheuklappen. Dennoch bin ich objektiv genug, dieses Kapitel durch ein deutliches Fragezeichen einzuschränken.

Da unsere bisher gezogenen Schlußfolgerungen in bezug auf Sprache und Denkprozesse den Tatsachen entsprechen, ergibt sich daraus eine zwingende Konsequenz: das gesprochene Wort bzw. die Sprache in ihrer Gesamtheit hat eine höhere Bedeutung, als bisher gemeinhin angenommen wurde. Sie kann nicht bloßes Verständigungsmittel sein.

Nach Aristoteles wurde die Grundlage für den Sinn eines Wortes schlicht durch Übereinkunft zwischen den Menschen gebildet. Das mag in gewisser Weise stimmen (wer wagt schon, Aristoteles zu widersprechen), jedoch wurde diese Übereinstimmung auf dem Boden des ersten Systems getroffen. Anders formuliert: Nur ein Wort, welches innerhalb einer Landschaft und einer Kultur den bestmöglichen Symbolwert für den damit zu bezeichnenden Inhalt empfindungsmäßig ausdrückte, konnte sich erhalten, ausbreiten und mit der Veränderung des Symbolwertes im Laufe der Jahrhunderte entsprechend variiert werden, wobei es sich naturgemäß um rein unterschwellig ablaufende Vorgänge innerhalb einer Sprachgemeinschaft handelt. (Dahn stammt z. B. von Dan, was früher Tannenbaum bedeutete.)

Die aristotelische Übereinkunft zwischen den Menschen fand also durchaus nicht freiwillig, sondern unter dem Zwange der subjektiven Gegebenheiten statt. (Werfen Sie einem Neger, einem Chinesen und einem Inder eine Kiste auf den Fuß, alle drei rufen zunächst einmal: „Au!") Und das ist wohl der Hauptgrund, warum es künstlich geschaffene Weltsprachen so schwer haben.

Nach Humboldt ist Sprache nicht Werk, sondern Tätigkeit (Funktion). Diese (für seine Zeit kühne) Behauptung dürfte den Nagel auf den Kopf treffen. Sprache ist Funktion (Reizmittel und Reflex zugleich), ist ein dem zweiten System zugehöriges Funktionsmittel. Wenn dem aber so ist, dann ergibt sich daraus eine unerhörte Möglichkeit. Jeder Neurologe weiß, daß man durch Prüfung der Reflexe auf die Funktionen des reflektierenden Systems schließen kann. Demnach müßte es möglich sein, zunächst einmal – um Grundlagen zu schaffen – mit Hilfe entsprechender Untersuchungen der Sprache weitere Aufschlüsse über die Funktionen unseres zweiten Systems zu erhalten.

Will man etwas prüfen, so benötigt man Meßwerte. Woher nehmen bei der Vielfalt menschlicher Sprachen? Gibt es überhaupt eine grundlegende Aussage, die Anspruch auf Gültigkeit für die ganze Menschheit erheben kann? Natürlich, die Bibel, sie behauptet schließlich, Gottes Wort zu sein, – Wort des Schöpfers, womit sie dem Wort ja selbst die höchste Bedeutung zuspricht. Damit beansprucht diese Sammlung von Geschichtsbildern, Gleichnissen und Stammbäumen ein ungeheuerliches Privileg, nämlich Spiegelbild, Maßstab und zugleich Schlüssel zur Erkenntnis aller Dinge zu sein. Behaupten kann man viel, glauben noch mehr, – aber beweisen…? Da steht schon die gesamte Priesterschaft als geschlossene Phalanx vor uns: Gott läßt sich niemals beweisen! Gemach, was soll dieser sophistische Einwand? Es geht hier ja nicht um Gott, sondern um ein Gebilde, welches von sich behauptet, sein Werk zu seien. Untersuchen, Erforschen und Erkennen der Schöpfung und ihrer Gesetze ist nun aber die ureigenste Aufgabe der Wissenschaft. Das hat man im Falle der Bibel seit 2000 Jahren versäumt. Gewiß, Keller erregte mit seiner Zusammenstellung von Ergebnissen biblischer Geschichtsforschung in seinem Werk „Und die Bibel hat doch recht" weltweites Aufsehen. Aber beweisen diese Forschungsergebnisse, daß die Bibel tatsächlich das „Wort Gottes" ist? Mit keiner Zeile. Man weiß nun lediglich mit Sicherheit, wer wie wo gelebt hat. Mehr nicht. Vor dem eigentlichen Produkt, dem angeblichen Worte Gottes, zog man lediglich respektvoll den Hut und machte einen weiten Bogen drumherum. Warum eigentlich? Aus Angst vor einer Desillusionierung?! Wenn die Bibel tatsächlich das Wort Gottes ist, dann muß sie sich wie jedes andere Naturgesetz nicht nur in schärfsten Prüfungen bewahrheiten, sondern den Forschern auch die Schlüssel für alle uns heute noch verborgenen Gesetze der Schöpfung bzw. der Natur und damit auch der Medizin bieten. Was hindert uns daran, diese alten Texte mit der sichersten und einzigen unbestechlichen Methode der Wissenschaft, mit der Mathematik zu analysieren? Freilich kann das nicht Werk einer Einzelperson sein, jedoch im Zeitalter der Elektronengehirne dürfte es keine Schwierigkeiten geben.

Da ein einfacher Heilpraktiker weder ein Mathematiker ist, noch ein Elektronengehirn besitzt, müssen wir uns hier mit einigen ganz simplen Untersuchungen begnügen. Betrachten wir z. B. nur die ersten 17 Verse des Matthäus-Evangeliums, mit dem ja das Neue Testament beginnt, in seiner ursprünglichen Fassung griechischer Sprache. Es ist der Stammbaum Christi von Abraham bis zur babylonischen Gefangenschaft (Vers 1-11) und von der Befreiung des Volkes Israel bis zur Geburt des Messias (Vers 12 bis 17). Es handelt sich scheinbar um eine ganz trockene Aufzählung von Geschlechtsnamen und Personen (die geschichtlich zum größten Teil nachweislich tatsächlich einmal gelebt haben). Warum, wozu? Untersuchen wir den Text also rein mathematisch:

Er besteht aus 49 Wörtern = 7 x 7. Davon beginnen im griechischen Urtext 28 mit einem Selbstlaut = 4 x 7. Mit einem Mitlaut beginnen 21 = 3 x 7. Alle 49 Wörter haben zusammen 266 Buchstaben = 38 x 7. Die Quersumme von 266 (2+6+6) ergibt 14 = 2 x 7. Von diesen 266 Buchstaben des Geschlechtsregisters sind 126 Mitlaute = 18 x 7. An Selbstlauten finden wir 140 = 20 x 7. Von allen 49 Wörtern kommen genau 14 nur einmal vor = 2 x 7. Und 35 Wörter kommen mehrmals vor = 5 x 7. An Hauptwörtern finden wir 42 = 6 x 7. Nichthauptwörter sind 7 vorhanden. Unter den Hauptwörtern finden sich 35 Eigennamen = 5 x 7. Es bleiben an gewöhnlichen Hauptwörtern also 7. Bei den Eigennamen handelt es sich um 7 weibliche Vorfahren und 28 männliche Vorfahren Christi = 4 x 7. Zufälle?

Vers 18-25 schildert die Geburt Christi mit 161 Wörtern = 23 x 7. Der Engel spricht zu Josef 77 Wörter usw. usw....Das zweite – von der Kindheit Christi berichtende – Kapitel besteht aus 161 Wörtern (23 x 7) mit 896 Buchstaben (128 x 7), davon die ersten sechs Verse 56 Wörter (8 x 7) enthalten. Man könnte Seiten füllen, denn diese Gesetzmäßigkeiten finden sich im ganzen Evangelium. War Matthäus also ein mathematisches Genie? Selbst dann müßte er wohl allein über 100 Jahre nur gerechnet haben, bevor er ein derartiges Werk hätte niederschreiben können. Er hätte aber auch ein Hellseher sein müssen, denn im Geschlechtsregister kommen z. B. genau 42 (6 x 7) Wörter vor, die an keiner anderen Stelle des Neuen Testaments stehen, aber zusammen 126 Buchstaben (18 x 7) haben. Diese Gesetzmäßigkeiten hätte Matthäus nur einhalten können, wenn er sein Buch als letzter Evangelist und mit Kenntnis der anderen Bücher des N. T. geschrieben hätte. Das geht aber auch nicht, denn alle diese Gesetzmäßigkeiten finden sich in allen Evangelien. So konnte jeder Autor sein Buch nur als Letzter und nach Kenntnis der anderen Evangelien schreiben, was

Sinn und Unsinn in der Medizin

aber einfach unmöglich ist. Nicht nur das; die Bibel beginnt mit dem 1. Vers des 1. Buches Moses, der aus 7 Wörtern mit zusammen 28 Buchstaben (4 x 7) besteht. Und durch das ganze Alte Testament im Hebräischen zieht sich genau die gleiche Gesetzmäßigkeit mit mathematischen Formeln, die Formulierungen des N. T. vorwegnehmen. Hebräische Buchstaben haben jedoch zugleich Zahlenwerte, während Selbstlaute unbekannt waren. Hier eine Kostprobe, die unwiderlegbar ist:

im Anfang 913

schuf 203

Gott 86

(unbestimmter Artikel) 401

die Himmel 395

und (mit unbest. Artikel) 408

die Erde 296

Der Vers enthält drei Hauptworte: Gott, Himmel, Erde mit den drei Zahlenwerten:…

Gott 86

(die) Himmel 395

(die) Erde 296

= + 777

Das ist die 1. Tatsache.

2. Tatsache:

Das einzige Zeit- bzw. Tätigkeitswort (Symbolik: Zeit und Tat als unlösbare Einheit des Lebens) „schuf" hat den hebräischen Zahlenwert 7 x 29 = 203

3. Tatsache:

Der erste Buchstabe, die beiden mittleren Buchstaben und der letzte Buchstabe des ersten Verses haben den Gesamtwert von 133 = 19 x 7.

4. Tatsache:

Die ersten und letzten Buchstaben aller Worte diese Verses haben zusammen den Wert von 1393 = 199 x 7.

5. Tatsache:

Die Anfangs- und Endbuchstaben des ersten und des letzten Wortes dieses Verses „Im Anfang" und „Erde" ergeben den Zahlenwert 497 = 71 x 7.

6. Tatsache:

Darum müssen die ersten und letzten Buchstaben der restlichen Wörter den Zahlenwert (1393 abzüglich 497) 896 ergeben, = 128 x 7.

7. Tatsache:

Das hebräische Wort (Partizip) „ETH", das nicht ins Deutsche übersetzbar ist, kommt in diesem Vers zweimal vor. Der bestimmte Artikel kommt ebenfalls zweimal vor. Die Zahlenwerte der beiden Worte, die zweimal vorkommen, beträgt 406 = 58 x 7.

8. Tatsache:

Die letzten Buchstaben des ersten und des letzten Wortes haben zusammen den Zahlenwert 490 = 70 x 7.

9. Tatsache:

Die Zahl der hebräischen Wörter des 1. Verses beträgt 7.

10. Tatsache:

Die Gesamtzahl aller hebräischen Buchstaben des 1. Verses (also die Zahl der Buchstaben) ist 28 = 4 x 7.

11. Tatsache:

Die ersten drei dieser 7 hebräischen Wörter enthalten das Subjekt (Satzgegenstand) und das Prädikat (Satzaussage) des Satzes: „Im Anfang schuf Gott". Die Zahl der Buchstaben in diesen drei Wörtern beträgt 14 = 2 x 7.

12. Tatsache:

Dementsprechend enthalten die restlichen vier der 7 Wörter zusammen das Objekt: „(Die) Himmel und die Erde" mit einer Buchstabenzahl von ebenfalls 14 = 2 x 7.

13. Tatsache:

Die letzten vier hebräischen Wörter enthalten zwei Objekte:

„Die Himmel", „und die Erde". Die Anzahl der Buchstaben für jedes Objekt beträgt 7 = 2 x 7 = 14.

14. Tatsache:

Die drei führenden Wörter des 1. Verses der Bibel sind „Gott" (Subjekt) und „Himmel" und „Erde". Diese drei Wörter bestehen aus 14, die restlichen Wörter ebenfalls aus 14 Buchstaben = 2 x 7 + 2 x 7 = 28.

15. Tatsache:

Hebräisch wird von rechts nach links gelesen. Das kürzeste Wort des 1. Verses befindet sich genau in der Mitte der 7 Wörter und ergibt zusammen mit dem rechten Nachbarwort genau 7 Buchstaben.

16. (1+6=7) Tatsache:

Das kürzeste Wort in der Mitte hat zusammen mit seinem linken Nachbarwort genau 7 Buchstaben.

Betont sei an dieser Stelle, daß sich derartige Gesetzmäßigkeiten an keiner einzigen Stelle eines anderen Buches dieser Erde finden lassen, weder im Koran, in der Edda, in den heiligen Veden der Inder usw. Betont sei aber besonders nachdrücklich, daß hier lediglich mit den Kenntnissen eines Klippschülers die Oberfläche eines Wunderwerkes nur leicht angekratzt werden konnte. Es genügt für den Beweis, daß wir es hier unmöglich mit Menschenwerk zu tun haben; denn selbst das Gehirn eines Einsteins hätte nicht 1 Kapitel derart formulieren können! Und nun bedenke man, daß es sich dabei um den Schlüssel der Schöpfung, um die Grundlagen von Leben, Krankheit, Tod und Unsterblichkeit handelt mit der großartigen Garantie der vollkommenen Erlösung von Krankheiten und Gebrechen durch Vergebung bei Erkennung der Wahrheit...

Es ist meine feste Überzeugung, daß wir in der Heiligen Schrift alle Gesetze des Lebens, ja des Kosmos überhaupt mathematisch genau verankert finden. Der Skeptiker mag zweifeln. Aber was soll man zu folgenden Tatsachen sagen?

Die Hellenen hatten 7 Weltwunder und die 7 Weltweisen.

Wir kennen die Märchen von den 7 Zwergen, den 7 Geißlein, 7 Raben, 7 auf einen Streich, 7 Berge, 7 Jahre, 7 Brüder, 7 Pferde, Siebenschön, Siebenlist, Siebenmeilenstiefel usw. – Da gibt es den 7. Himmel, die Siebensachen, den Siebenschläfertag und 7 Kurfürsten im Ersten Reich. Die Plejaden heißen auch „Siebengestirn, obgleich mehr Sterne zu sehen sind. Die Griechen kannten 7 Vokale (A, E, H, O, Y, Omega). Die heiligste Rune der Germanen im Sechzehner- und Achtzehner-Futhark (Hagal) war die 7. – Die Römer besaßen 7 Zahlenzeichen: I,V,X,L,C,D,M.

Erinnert sei ferner an Siebenbürgen, Siebengebirge, Siebenhügelstadt (Rom), Siebenstromland. „Zufällig" unterscheiden wir auch 7 Kontinente: Europa, Afrika, Asien, Australien, Nordamerika, Südamerika, Antarktis.

Das alles beweist natürlich nur, daß die 7 irgendwie im Unterbewußtsein der Menschheit eine entscheidende Rolle spielt. Gehen wir darum weiter auf die Suche nach der Bedeutung der 7 in der exoterischen Welt.

Die vollkommenste Figur auf zweidimensionaler Ebene ist der Kreis. Sein Verhältnis Umfang zu Durchmesser beträgt 22/7!

Das Siebeneck ist das erste der regulären Vielecke, aus dem sich zwei Sterne entwickeln lassen *(siehe Seite 134)*.

Ein Kreis hat bekanntlich 360 Grade. Diese Zahl ist durch jede einstellige Zahl teilbar – außer durch 7!

Die Astronomen lächelten über den Aberglauben der Alten, weil diese von 7 Planeten sprachen. Heute bestätigen die Astrophysiker, daß sich die Zahl 7 immer mehr als Urgesetz der kosmischen Dynamik enthüllt.

Es gibt 7 Fixsterne der sog. „nullten" Größenklasse („überhelle"): Sirius, Kanopus, Toliman, Wega, Kapella, Arktur, Rigel. Die I. Größenklasse zählt genau 2 x 7 Fixsterne: Prokyon, Achernar, Beta, Zent., Atair, Beteigeuze, Alpha im Kreuz, Aldebaran, Pollux, Spika, Antares, Fomalhaut, Deneb, Regulus und Kastor.

Der Mond benötigt für eine Phase 7 Tage und hat eine siderische Umlaufzeit von 4 x 7 Tagen.

Mars benötigt für einen Umlauf 2 x 7 x 7 x 7 = 686 Tage.

Saturn benötigt pro Umlauf 4 x 7 = 28 Jahre.

Uranus benötigt pro Umlauf 12 x 7 = 84 Jahre.

Neptun benötigt pro Umlauf 2 x 12 x 7 = 168 Jahre.

Pluto benötigt pro Umlauf 3 x 12 x 7 = 252 Jahre usw. usw.

Die Rotationszeiten der Planeten um ihre eigene Achse und ihre Abplattungsverhältnisse harmonieren ebenfalls mit der Zahl 7.

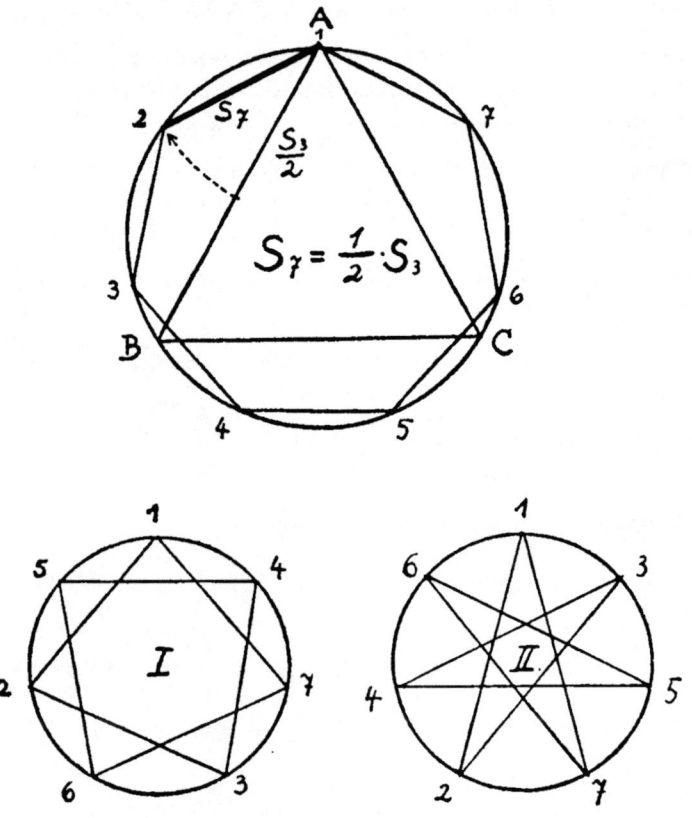

Im Bereich der Physik dominiert ebenfalls der Siebenerrhythmus. Die „Kraft" hat ein siebenfaches Erscheinungsbild: chemisch, mechanisch, thermisch, elektromagnetisch, akustisch, optisch, Schwerkraft.

Vom absoluten Nullpunkt (-273°) bis zum Optimum für organisches Leben (+21° C) sind es genau 6 x 7 x 7 = 294 Einheiten. Genau über 70° C hört jedes organische Leben auf. (7 x 7 x 7 = 343° Kelvin.)

Die dem Ohr natürlich klingende Tonreihe umfaßt 7 Töne. Der achte entspricht wieder dem ersten, besitzt jedoch doppelte Schwingungszahl. Vom Klavier her kennen wir nur 7 Gruppen zu je 7 Tönen (Oktaven).

Wie jede Kraft sich in genau 7 verschiedenen Modifikationen manifestiert, wird weißes Licht durch ein Prisma in die 7 Regenbogenfarben zerlegt. (Entdeckt man hier den tieferen Sinn der Stelle im Alten Testament, die den Regenbogen als Zeichen des neuen Bundes nennt?)

Der Chemiker kennt 7 Gruppen von Elementen. Die sog. Wertigkeit kann im Maximum 7 betragen.

Im Periodischen System erreicht man nach je 7 Elementen eine höhere Reihe. Alle Grundstoffe mit einer höheren Ordnungszahl als $12 \times 7 = 84$ sind radioaktiv! Das Uran zerfällt in 7 Stufen zum stabilen Blei. Uran, das letzte natürliche Element, hat das Atomgewicht $2 \times 17 \times 7 = 238$.

Der Mineraloge unterscheidet ausgerechnet zwischen 7 Kristallsystemen: triklines, monoklines, rhombisches, trigonales, tetragonales, hexagonales und isometrisches (reguläres) System.

Der Zoologe weiß, daß Trächtigkeits- und Brütezeichen immer ein Vielfaches von 7 sind (das Siebenmonatskind ist voll entwickelt). Alle Tier- und Pflanzenrassen unseres Planeten gliedern sich ausnahmslos in 7 Arten, Gattungen, Familien usw.

Im menschlichen Leben ist die 7 fest verankert. In 7 Jahren regeneriert sich der Körper vollkommen.

7 Jahre = bleibende Zähne, geistiger Entwicklungsschub.

14 Jahre = Jüngling, Jungfrau, Pubertät.

21 Jahre = Ende der Pubertät.

28 Jahre = Seelische u. körperliche Entwicklung abgeschlossen.

35 Jahre = Höchste Kraftenfaltung bei Mann und Frau.

42 Jahre = Beginn der weiblichen Wechseljahre, Schwabenalter.

49 Jahre = Ende Klimax der Frau, Beginn Klimax des Mannes.

56 Jahre = Ende Klimax des Mannes.

63 Jahre = Beginn des „biographischen Alters".

Sinn und Unsinn in der Medizin

70 Jahre = Greisenalter.

Das sind die von Medizinern errechneten Durchschnittswerte.

Die Menstruation der Frau wiederholt sich im Schnitt nach 4 x 7 = 28 Tagen. Und die normale Schwangerschaft dauert genau zehnmal so lange: 4 x 7 x 10 = 280 Tage.

Die moderne Psychologie unterscheidet drei Sinnesgruppen zu je 7 Sinne.

Innere Sinne: Gleichgewicht, Lagesinn, Bewegungssinn, Muskelsinn, Zeitsinn, Ortsinn, Formsinn.

Äußere Sinne: Sehen, Hören, Riechen, Schmecken, Fühlen, Kältesinn, Wärmesinn.

Gemeinschaftsgefühle: Hunger, Durst, Ekel, Müdigkeit, Wohlgefühl, Kitzel, Schwindel.

So könnte ich seitenlang berichten. Aber die Allgemeingültigkeit des Siebengesetzes in allen Bereichen der Schöpfung ist derart umfassend, daß es hier an Zeit und Platz mangelt.

Wenn also das Siebenergesetz in der Heiligen Schrift in einer Form verankert ist, die menschliche Fähigkeiten übersteigt, dann ist das der wissenschaftliche Beweis dafür: Die Bibel ist tatsächlich das Testament des Schöpfers und damit der Schlüssel zu den Geheimnissen unseres persönlichen Lebens.

Aber die berufenen Experten berechnen lieber…Reden wir nicht davon. Wenn sie nur Glauben hätten wie ein Sandkorn, sie könnten Berge versetzen mit ihrer Atomphysik, jedoch ohne jede Gefahr für die Menschheit und ohne jeden Kostenaufwand. Die Berliner Mauer würde ohne das Opfer eines Blutstropfens weggeblasen werden wie die Mauern der Festung Jericho. Und der echte Priesterarzt könnte dem Kranken wieder offen in das Gesicht sehen und sagen: „Deine Sünden sind dir vergeben, stehe auf!" Das Wort hätte als therapeutischer Signalreiz innerhalb unserer beiden Reflexsysteme zu seiner vollkommenen schöpferischen Bedeutung zurückgefunden.

Hier sei betont, daß ich kein neues Evangelium wissenschaftlicher Erkenntnis predigen will. Ich finde nur, es handelt sich hier doch um eine merkwürdige Häufung von „Zufälligkeiten", die vielleicht dem einen oder anderen Leser zu denken gibt, zumal hier nur eine kleine Andeutung aus diesem riesigen Schlüsselmaterial der Bibel gebracht werden konnte. Jedoch – wer sucht, der wird finden, entweder mit dem bipolar ausgerichteten Denken seines Verstandes oder mit Hilfe jener multipolaren Schau, die uns Menschen z. Z. noch nur „mit dem Herzen" möglich ist...

Weitere Forschungsergebnisse auf diesem Spezialgebiet wurden vom Verfasser anderweitig veröffentlicht.

An der Schwelle zum dritten System

Doch nun zurück zu unserem eigentlichen Thema.

Leben heißt Entwicklung, ohne Entwicklung kein Leben, stellten wir fest *(siehe Seite 53)*. Aber auch aus allen anderen Feststellungen ergab sich immer wieder der zwingende Schluß, daß der heutige Mensch nur das Glied einer langen und heute noch längst nicht abgeschlossenen Entwicklungskette ist. Wenn dem so ist, stellt sich automatisch die nächste Frage: Wie sieht die Weiterentwicklung aus?

Für eine Höherentwicklung muß eine Grundvoraussetzung vorhanden sein: Das in Entwicklung befindliche Geschöpf muß bei der Bewältigung seines Lebensraumes Grenzen erreicht haben, die es ohne entscheidende Vervollkommnung seiner Reflexsysteme nicht überschreiten kann. (Ein Zurück ist nur im Sinne der Degeneration, des Verfalls möglich.) Frage: Stehen wir vor derartigen Grenzen? Wenn ja, wie sind sie zu erkennen?

Die Antwort liegt auf der Hand: Die Grenzen zeigen sich dort, wo unsere beiden Signalsysteme für die Erfassung der gestellten Aufgaben nicht mehr ausreichen. Prüfen wir also unsere neuesten „Erkenntnisse" darauf, ob wir sie mit unseren vorhandenen Signalsystemen tatsächlich erkennen können. Mit anderen Worten: versuchen Sie, ob Sie die nachfolgenden Tatsachen nicht nur zur Kenntnis nehmen, sondern auch rein vorstellungsmäßig aufnehmen, also begreifen können:

„Alle atomaren Gesetze haben nur statistische Bedeutung: Man kann nicht mehr voraussagen, was mit ihnen im Laufe der Zeit geschieht, sondern nur für viele eine Aussage machen. Die Physik ist im atomaren Bereich also nicht mehr determinierbar (vorausbestimmbar), aber noch kausal."

„Elementarteilchen treten als Materie und gleichzeitig als Schwingung auf, aber jeweils nur eine Eigenschaft ist meßbar." – (Quantenlehre)

Sinn und Unsinn in der Medizin

„Das Licht des Scheinwerfers eines mit Höchstgeschwindigkeit rasenden Düsenjägers nähert sich dem Ziel um keine Spur schneller als der Schein einer unbeweglichen Kinderlaterne." „Das Weltall ist ein gekrümmter Raum und daher endlich und doch unendlich."

„Die Länge eines Objektes verkürzt sich mit seiner Geschwindigkeit. Wenn ein Objekt schneller wird, verlangsamt sich die Zeit, in der es existiert." (Relativitätslehre)

„Das dritte Erscheinungsgebiet der Hochenergiephysik hat mit der Antimaterie zu tun. Wenn man zu solchen Energien schreitet, die wir hier zu Verfügung haben, dann ist es möglich, Materie aus dem Nichts zu schaffen. Bei diesen Umwandlungsprozessen zeigt es sich, daß Materie nur zusammen mit Antimaterie erzeugt werden kann." (Kernphysik)

„Es ist ein Prozeß, der im Kern vor sich geht, bei dem ein Neutron in ein Proton übergeht, und dabei wird ein Elektron erzeugt und dazu auch noch ein sogenanntes Neutrino, das geheimnisvolle Teilchen ohne Ladung und ohne Masse." (Prof. Dr. Weisskopf, Generaldirektor des Europäischen Kernforschungszentrums Genf in einem Vortrag vor dem Wissenschaftlichen Rat der Kernforschungsanlagen in Jülich und des Deutschen Elektronen-Synchrotons in Hamburg, 1963.)

„Das Licht ist gleichzeitig stetig und unterbrochen, gleichzeitig Welle und Teilchen." (De Broglie)

Ich glaube, das genügt.

Diese Dinge lassen sich zwar schriftlich fixieren, ja auch mathematisch und kombinatorisch verwerten, sie übersteigen jedoch die Kapazität unseres Vorstellungsvermögens, – sie sprengen die Grenzen unserer Begriffswelt. Warum?

Die höchste Form der Entwicklungsstufe, wie sie der heutige Mensch verkörpert, ist an ein bipolares Denkvermögen gebunden. Selbst Logik und Abstraktion, die Spitzenleistungen des zweiten Systems, sind an Denkvorgänge gebunden, die stets nur in zwei Richtungen laufen können: Ja – nein, plus – minus, positiv – negativ, Anerkennung – Ablehnung, Sympathie – Antipathie. Die moderne Wissenschaft (insbesondere die Kernphysik) hat jedoch den Beweis erbracht, daß die elementaren Vorgänge in der Natur nicht bipolar, sondern multipolar ablaufen und wirken. Und da ein Naturgesetz niemals eine Ausnahme kennt, stehen wir plötzlich vor ganz neuen Problemen auf allen Gebieten des Lebens, auch auf dem Gebiete der Medizin. Auch hier sind uns nur die bipolar verlaufenden Mechanismen verständlich. Damit bewegen wir uns (um mit dem Physiker zu sprechen) lediglich im grobstofflichen Molekularbereich, während die entscheidenden Vorgänge des Lebens jenseits dieser Grenzen ablaufen. Was hindert uns beispielsweise daran, die Quantenlehre auf die Medizin anzuwenden, zumal ja letztlich auch der menschliche Körper aus Elementarteilchen besteht? Das würde dann so lauten:

„Alle medizinischen Gesetze haben nur statische Bedeutung: Man kann nicht mehr voraussagen, was mit ihnen im Laufe der Zeit geschieht, sondern nur für viele eine Aussage machen. Die Therapie ist dementsprechend in ihrer Gesamtwirkung nicht vorausbestimmbar, aber kausal.

Der Mensch ist Materie und gleichzeitig Schwingung, in der wissenschaftlichen Medizin ist jedoch nur die materielle Eigenschaft meßbar."

Ganz plausibel – zumal, wenn man sich einige wissenschaftlich anerkannte Fakten aus der Elektrobiologie vor Augen hält; denn in atomaren Räumen sind ja ausschließlich elektrische Kräfte wirksam:

1. Bei den verschiedenen Energieumwandlungen im Lebensprozeß spielen elektrische Kräfte die entscheidende Rolle; dabei wirken sich die elektrischen Kräfte chemischer Verbindungen und Bindungen nur von Atom zu Atom aus.

2. Elektrizität gehört zu der allgemeinsten Lebensleistung, die überhaupt wissenschaftlich bekannt ist. Jedes Geschehen im Bereich des Lebendigen führt unmittelbar oder mittelbar zu Veränderungen der bioelektrischen Verhältnisse: ein Druck auf die Haut, eine Temperaturschwankung, eine winzige Muskelkontraktion, ein Wechsel der Beleuchtung, jeder Schlag des Herzens, jede Drüsenfunktion führt zu Verschiebungen elektrischer Ladungen und zur Bildung elektrischer Ströme.

3. Alle lebenden Geschöpfe verhalten sich zur Erde ausnahmslos elektrisch negativ *(siehe Seite 60)*.

4. Alle Hormone, Fermente, Spurenelemente, Medikamente, alle Nahrungsbestandteile, ja alle anorganischen und organischen Stoffe können im Körper nur so lange wirken, wie ihre elektrische Ladung besteht. Sobald durch Spannungsausgleich ihre Entladung auftritt, hört jede Wirkung auf.

Usw. usw. usw....

Sinn und Unsinn in der Medizin

Heute haben Hochschulmediziner Instrumente zur Verfügung, mit denen man das elektromagnetische Feld, das jeden Menschen umgibt, messen kann. So hat man ein Untersuchungsverfahren entwickelt, welche „Ausbuchtungen" und „Einziehungen" der menschlichen Ausstrahlung nachweist und das Rückschlüsse auf örtliche Erkrankungen zuläßt. Aber wenn wir Heilpraktiker von der Strahlung des Menschen (Aura oder Od-Mantel) sprachen und die befähigten, also auf diesem Sektor eben nicht bipolar gebundenen Kollegen unter uns aus Veränderungen dieser Erscheinungen diagnostische Schlüsse zogen, lachte man uns aus...

Wir Heilpraktiker sprechen auch seit hundert Jahren davon, daß neben anderen Ursachen örtliche Reizquellen bei der Krebsentstehung eine Rolle spielen müssen, und prägten den Begriff der Krebshäuser. Heute bestreitet kein Schulmediziner mehr die Existenz sogenannter kanzerogener Plätze, der Begriff Krebshäuser hat sich in der schulmedizinischen Fachliteratur eingebürgert.

Die Erkenntnis, daß es neben dem bipolaren Denken noch eine höhere Form der Gehirntätigkeit geben muß, setzt sich auch in Kreisen der Schulmedizin langsam aber sicher durch, da sich Realitäten eben auf die Dauer nicht verschweigen lassen. So berichtet Kenneth Walker (M. A., M. B., B. C. Cambridge, F. R. C. S. England, Emeritus surgeon, St. Bartholomow's Hospital, London, Hunterian Professor... 1911, 1922, 1924, 1933, also mit allen nur erdenklichen akademischen Ehren gewaschen) ausführlich in zahlreichen medizinischen Arbeiten über die „Sphären höheren Bewußtseins" und schreibt u. a.:

„Die westliche Literatur setzt Bewußtsein oft gleich mit Denken, es ist aber ebenso wenig Denken wie Fühlen, Empfinden oder Bewegung. Es ist keine unserer geistig-seelischen Funktionen, sondern das Gewahrsein dessen, was in uns geschieht im Augenblick des Geschehens."

Walker kommt zu dem Schluß, daß es verschiedene Bewußtseinsstufen gibt, für deren Klassifizierung er, der Schulmediziner, – man lese und staune! – das System des bekannten Magiers Gurdjieff benutzt. Uns interessiert hierbei die fünfte Stufe, lt. Walker „das kosmische Bewußtsein, d. h. ein Zustand des Über-Bewußtseins".

Und Mister Walker analysiert:

„Was ist Über-Bewußtsein? Gewisse Psychologen leugnen die Existenz höherer Bewußtseinszustände und tun sie als Traumzustände ab; die mystische Erfahrung wird als rein illusorisch bezeichnet. Merkwürdig, daß Freud, der so vieles über das Unterbewußtsein entdeckt hat, nicht auch das Vorhandensein von Bewußtseinsstufen über derjenigen, auf der wir gewöhnlich leben, annahm. Jung, Freuds begabter Schüler, erkannte die Bedeutung mystischer Erscheinungen."

Schon allein mit diesen Feststellungen wäre Walker als Mediziner bei uns indiskutabel. Es ist jedoch interessant zu beobachten, wie schwer sich ein der materialistischen Schule entstammender Wissenschaftler mühen muß, um Begriffe zu definieren, die innerhalb unserer Weltanschauung zu den Selbstverständlichkeiten gehören. Fahren wir darum fort in der Walkerschen Definition unseres „dritten Systems":

„Um in die stilleren Bereiche unseres Bewußtseins zu gelangen, müsse wir uns dem lärmigen Betrieb entziehen, in dem wir einen so großen Teil unserer Zeit verbringen. Dies setzt die Beherrschung unserer Gedanken voraus, die uns dazu befähigt, Einlaß in das Reich der Stille zu finden; denn ich kenne keine bessere Definition des Wortes Geist, als daß er reines, von allen Gedanken und Worten befreites Bewußtsein sei. Die Erreichung höherer Bewußtseinsebenen ist eng verbunden mit gewissen religiösen Übungen, vor allem mit Meditation und Kontemplation; sie sind erste Schritte zur geistigen Disziplin hin, die mit der Zeit den Zugang zu höheren Bewußtseinsebenen öffnen können. Die Meditation ist auch das Tor zu einem neuen, viel unmittelbareren Wissen, einem Einswerden von subjektiver Erkenntnis und objektiver Wahrheit. Der Weg, der dahin führt, ist mühsam, denn unsere Aufmerksamkeit wird immer wieder abgelenkt von den unzähligen Gedankenfetzen und Einfällen, die pausenlos in unserem Hirn aufeinander folgen. Schließlich kann es uns aber gelingen, für kurze Zeit einen Zustand reinen Bewußtseins zu erreichen, in dem wir nicht mehr denken und sich uns die Wahrheit unmittelbar, ohne das Medium der Worte (! d. V.), offenbart. Es sind Augenblicke des inneren Schauens eher als des Denkens, und erst nachträglich suchen wir nach den Worten, um unser Erlebnis auszudrücken. Dem unmittelbaren Wissen, das wir in einem überbewußten Zustand empfangen, haftet nichts Persönliches oder auch nur Individuelles an. Unser Einzelbewußtsein ging in einem viel weiteren Bewußtsein auf, das wir als umfassend empfanden. Wir fühlten auch die Gegenwart von etwas Höherem als wir selbst in uns – etwas, das wir nicht anders als Gott nennen können."

An anderer Stelle wurde schon darauf hingewiesen, daß Empfinden und Begreifen lediglich verschiedene Qualitäten der gleichen Funktion sind.

Sinn und Unsinn in der Medizin

Jeder physiologische Vorgang läßt sich im Sinne des Reflexgeschehens trainieren, es ist jedoch verständlich, daß Menschen (wie Mister Walker) eine naturgegebene Ganzheitsschau infolge ihrer materialistischen Ausbildung sehr schwer fällt. Immerhin bestätigt Walker mit seinen Ausführungen, daß nach entsprechend langwierigen Übungen sich auch ihnen das „Tor zum Paradiese" für kurze Augenblicke öffnen kann.

Für den erfahrenen Heilpraktiker jedoch, dessen Umgang mit Patienten sich mehr oder weniger stets meditativ vollzieht, sind diese Erlebnisse echter Ganzheitsschau innerhalb einer „höheren Bewußtseinsebene" (besser gesagt, mit Hilfe des dritten Systems) eine alltägliche Erscheinung. Man darf es uns darum nicht verübeln, wenn wir mit Hilfe unserer Erkenntnisse Mittel und Methoden zum Wohle des Patienten anwenden, welche dem materialistisch ausgerichteten Fremdling unerklärlich, ja z. T. abstrus erscheinen müssen. – Doch zurück zum Thema.

Wie kann sich nun das dritte System entwickeln?

Wir wissen aus unseren vorangegangenen Untersuchungen bereits, daß

a) einmal gewonnene Qualitäten innerhalb einer höheren Entwicklungsstufe nicht verloren, sondern als Bestandteil des neuen Funktionssystems aufgehen;

b) es sich bei Schaffung höherer Entwicklungsstufen niemals um quantitativ neue, zusätzliche Fähigkeiten, sondern um bereits vorhandene Fähigkeiten einer höheren Qualität handelt.

Wenn es sich aber um bereits vorhandene Anlagen handelt, so müßte man sie ja in ihren Ansätzen innerhalb unserer „primitiven" Systeme bereits nachweisen können! Begeben wir uns also auf die Suche. Und was suchen wir? Die Fähigkeit zum „mehrpoligen" Erfassen einer Gegebenheit, etwas, was sich mit den Signalen unseres beschränkten zweiten Systems, also mit Worten schwer beschreiben läßt. Dennoch will ich es versuchen: Es geht darum, eine Sache nicht nur in ihrem Für und Wider, in Vergangenheit und Zukunft, in ihren Bezugsmöglichkeiten zu anderen Dingen untersuchen zu können, sondern durch einen geistigen Schaltvorgang blitzschnell „zum Mittelpunkt der Sache zu werden", um so mit einem Schlage ihr Wesen mit allen ihren Möglichkeiten zu erfassen und zu erkennen.

Da die Herren Kritiker möglichst sachlich-nüchternes Material wünschen, nehmen wir zunächst ein Beispiel aus der Mathematik.

Am 22. Dezember 1887 wurde in Madras (Indien) Stinivasa Ramanujan Alyangar geboren. Schon in der Grundschule, in die er mit 5 Jahren kam, hatte der Lehrer den Eindruck, der Knabe wisse bereits die Dinge, die man ihm beibringen wollte, es mangele ihm nur an Ausdrucksmöglichkeiten. Das Gymnasium von Kumbakonam gab ihm wegen glänzender Zeugnisse eine Freistelle. Mit 15 Jahren fand er in der städtischen Bibliothek das Werk des Cambridgeprofessors Shoobridge: „A Synopsis of Elementary Results in Pure and Applied Mathematics", welches in zwei Bänden 6000 mathematische Lehrsätze – jedoch ohne deren Beweisführung – enthält. Ramanujan fand bei er Lektüre sofort die Beweisführungen für jeden Lehrsatz. Anscheinend war damit die Entwicklungsrichtung seiner „hypertrophierten dritten Systemanlage" bestimmt. Nach der Geometrie, welche ihm bald keine Probleme mehr bieten konnte, befaßte er sich mit Algebra. Mit 16 Jahre wurde ihm das Stipendium entzogen, weil er wegen mangelhafter Englischkenntnisse das Examen nicht bestand. Allein und mittellos setzte er seine mathematischen Studien dergestalt fort, daß er die gesamten Ergebnisse der abendländischen Kultur auf diesem Gebiete neu fand und fixierte. Überspringen wir die folgenden Hungerjahre. Durch Umwege erhielt schließlich der Cambridgeprofessor Hardy von Ramanujan niedergeschriebene Formeln zugeschickt, die ihn derart beeindruckten, daß er den jungen Verfasser 1913 nach England holte. Ramanujan wurde Professor am Trinity College in Cambridge und Mitglied der Royal Society of Sciences. Nach fünf Jahren erkrankte er an Tuberkulose. Hardy besuchte ihn im Krankenhaus, wo ihn Ramanujan, der nur in Zahlen dachte, nach der Nummer des Taxis fragte (damals merkte man sich in England noch die Nummern). Hardy nannte sie: 1729. Ramanujans Antwort: „Was für eine schöne Zahl! es ist die kleinste Zahl, die zweimal die Summe zweier Kubikzahlen ausmacht!" Der Mathematiker Hardy benötigte sechs Monate, bis er errechnet hatte, daß 1729 gleich 10 hoch 3 plus 9 hoch 3 und gleichzeitig 12 hoch 3 plus 1 hoch 3 ist, für die vierte Potenz fehlt die Lösung noch heute. Ramanujan starb zweiunddreißigjährig in seiner Heimat.

Gerade das letzte Beispiel dürfte charakteristisch für die Funktionsergebnisse einer multipolaren Schau zum Unterschied einer bipolaren Denkarbeit sein. Betont sei, für besonders hartnäckige Skeptiker, daß Ramanujan nicht nur aus Althergebrachtem auf seine Art schöpfte, er leistete auch mathematische Pionierarbeit und löste abstrakte Probleme, deren Schilderung hier zu weit führen würde. Allein seine Veröffentlichungen über die Gesetze der Primzahlen sichern ihm seinen Platz unter den Großen dieser Wissenschaft.

Nehmen wir ein anderes, ebenfalls wissenschaftlich gesichertes Beispiel:

Die Kartographen Mallery und Walters untersuchten 1952 Landkarten aus dem Orient, deren älteste im ersten Jahrhundert nach Christus, die jüngste zur Zeit des Kolumbus angefertigt wurden. Die Karten zeigen u. a alle erforderlichen Angaben über den Mittelmeerraum, aber an falscher Stelle. Erst nachdem Walters die Karten auf einen modernen Globus übertrug, stimmten alle Angaben. Eine projektive Geometrie gibt es jedoch erst seit Monge, dem Zeitgenossen Napoleons. 1955 übergab das Komitee des Geophysikalischen Jahres die Karten dem Chefkartographen der US-Marine und Direktor der Sternwarte von Weston Linehan. Dieser stellte fest, daß die Lage der Berge und Seen Kanadas richtig eingezeichnet war, daß auch die Angaben über das Relief der Antarktis den bis heute bekannten Tatsachen entsprechen, wobei die Karten jedoch zusätzliche Werte nennen, die infolge der dicken Eisschicht über dem Festland von der heutigen Wissenschaft noch nicht nachgewiesen werden konnten.

Und hier weitere Beispiele, die sich jederzeit nachprüfen lassen:

1898 erschien in den USA der Zukunftsroman „The Titan" von Morgan Robertson. Er schildert den Untergang eines für damalige Verhältnisse phantastischen Schiffes von 800 Fuß Länge, welches von drei Schiffsschrauben angetrieben wurde. Bereits auf seiner Jungfernfahrt stieß es mit 3000 Menschen an Bord im Nebel einer Aprilnacht auf einen Eisberg und versank. – Am 15. April 1912 stieß der englische Schnelldampfer Titanic bei dichtem Nebel auf einen Eisberg und versank. An Bord des 828,5 Fuß langen Schiffes, das von drei Schiffsschrauben angetrieben wurde, befanden sich 3000 Passagiere. Das Schiff befand sich auf seiner Jungfernfahrt nach USA.

Swift, 1667-1745, beschrieb in seiner „Reise nach Laputa" Abstände und Rotationsperioden der beiden Trabanten des Mars. 1877 erst wurden die Satelliten von dem Amerikaner Hall entdeckt (obwohl sie bei klarer Sicht mit stärkeren Fernrohren am Vorabend noch nicht zu sehen waren). Erschreckt stellt er fest, daß seine Messungen genau den Swiftschen Angaben entsprachen und taufte die Trabanten daraufhin Phobos (Angst) und Deimos (Schrecken).

Nun ein Beispiel der Ganzheitsschau auf dem Gebiete der Medizin:

Cayce, Edgar, in Kentucky gebürtiger Bauernsohn, später Fotograf in Hopkinsville, konnte sich nach Belieben in Schlafzustand versetzen, um medizinische Diagnosen zu stellen und Heilmittel zu nennen mit einer Präzision, die das Wissen mehrerer Fachärzte verschiedenster Gebiete voraussetzte. Cayce lehnte jede medizinische Ausbildung oder Literatur, die man ihm anbot, entschieden ab. Aus Angst vor seinen eigenen Fähigkeiten beschränkte er sich auf höchstens zwei Konsultationen pro Tag. Da er subjektive Beeinflussung fürchtete, wollte er die Kranken nicht sehen. Bei jeder „Sitzung" mußten zwei Ärzte anwesend sein, denn er hatte keine Ahnung von den fachmedizinischen Bezeichnungen, die er im Schlafzustand aussprach und befürchtete Mißverständnisse. Seine Begabung empfand er als „krankhaft und lästig". Bezahlung lehnte er ab. – Während einer Sitzung verordnete Cayce das Medikament Codiron und nannte die Anschrift des Herstellers im fernen Chicago. Dort fragte man erstaunt, woher man von dem Mittel wisse, denn Formel und Name des Präparates seien soeben erst erfunden worden und das Mittel noch nicht im Handel. – Cayce verblieb nach einer Sitzung im Schlafzustand und verordnete vier weitere Rezepte, die nichts mit dem zu behandelnden Fall zu tun hatten. Zwei Tage später kamen die Patienten mit dem „dazugehörigen" Krankheiten. – Dem Eisenbahnindustriellen Andrews verordnete der schlafende Cayce ein Mittel, das nicht zu finden war. Andrews gab Suchanzeigen in den führenden medizinischen Zeitschriften auf. In einer zweiten Sitzung nannte Cayce die genaue Zusammensetzung des Mittels. Inzwischen meldete sich jedoch ein Arzt aus Paris, dessen Vater, ebenfalls Arzt, das Medikament erfunden hatte. Das Mittel wurde aber seit fünfzig Jahren nicht mehr hergestellt. Eine Prüfung zeigte völlige Übereinstimmung der Cayce-Rezeptur mit der Pariser Herstellungsvorschrift. Nachdem die American Medical Association durch ein Ärzte-Komitee alle Sitzungen für längere Zeit kontrolliert hatte, erteilte sie dem widerstrebenden Cayce die offizielle Behandlungserlaubnis. Eines Tages erklärte Cayce: „Am 5. Januar 1945 um fünf Uhr nachmittags werde ich endgültig geheilt sein." – Es war seine Todesstunde. Eine Todesursache konnte nicht festgestellt werden.

Jedes einzelne dieser sorgfältig dokumentierten Beispiele – und nur solche wurden genannt – hätte genügen müssen, um wissenschaftliche Institute mit gänzlich neuen Forschungsrichtungen an den Universitäten entstehen zu lassen. Aber nichts geschieht. Man schlägt sich nicht gern selbst in das Gesicht. Das heißt, etwas geschieht doch, denn zum Glück ist der Erwerbstrieb des Menschen stärker als akademischer Standesdünkel. Sobald nämlich die Industrie – und nicht zuletzt die Rüstung – ein gutes Geschäft witterte, wurde es lebendig auf dem Gebiete der „außersinnlichen Erscheinungen" (ein unglückliches Wort, denn das Geschehen spielt sich durchaus im Bereich unserer Sinne ab): heute bestehen in den USA wissenschaftliche Institute zur Erforschung parapsychologischer Erscheinungen bei der Bell Telephone Boston, bei der Rand Corporation Cleveland, bei der General Electric Schenectady, der Marine in Friendship und der Armee in Redstone, Alabama, – direkt neben den Arbeitsräumen von Wernher von Braun. In der Sowjetunion betreibt man bekanntlich an mehreren Universitäten Forschungen auf dem Gebiete der Parapsychologie. In der Bundesrepublik leitet Prof. Dr. Bender ein kleines Institut für parapsychologische Forschungen an der Universität in Freiburg, das noch dazu von vielen Lehrstuhlinhabern als peinlicher Fleck auf der Weste der deutschen Wissenschaft empfunden wird.[38]

Oktober 1964 erklärte Andrew Haley, Leiter der US-Delegation, auf dem internationalen Raumfahrtkongreß in Warschau, man habe den „Gedankenapparat" erfunden, der es den Astronauten ermögliche, auch im schalltoten Weltraum miteinander zu „sprechen". Ein Richtstrahlempfänger fange die bei Denkprozessen auftretenden elektrischen Gehirnströme auf und lasse sie verstärkt auf das Gehirn des Empfängers einwirken, wo sie sich in „verständliche" Mitteilungen umsetzen.

Natürlich kann es sich hier nicht um die Übertragung wörtlicher Formulierungen handeln. Unsere Untersuchungen zeigen eindeutig, daß „Sende- und Empfangsanlage" stammhirngebunden sind, wörtliche Formulierungen sind aber an die Rindenfunktion gebunden.

Der Beweis dafür, daß der menschliche Körper als Antenne dienen und die erforderliche Energie für das Aussenden seiner Gedanken und Empfindungen in einem Umkreis von mehreren tausenden Kilometern übertragen kann, war das Thema einer Aussprache sowjetischer und amerikanischer Wissenschaftler über die außergefühlsmäßigen Wahrnehmungen. Die Aussprache fand in der Universität von Kalifornien statt. Entsprechend

---

38. In den letzten Jahren haben weitere Persönlichkeiten und seriös wissenschaftlich arbeitende Institutionen sich mit diesem Sachgebiet ausführlich beschäftigt, wissenschaftliche Beweise erbracht und neue Erkenntnisse veröffentlicht, die Kollegen Dahn bestätigen.

der Mitteilung von Prof. Dr. L. Kogan, Institut Popov für Studien der Radio- und elektronischen Fernverbindungen, ergab sich aus den in den Jahren 1966-67 vorgenommenen Versuchen die Schlußfolgerung, daß die Gedanken eines Menschen auf Wellen übertragen werden können, deren Länge zwischen 5 und 965 km liegt. (Normalerweise werden die Radio-Wellen in Bruchziffern von Zentimetern gemessen). Dr. Kogan ist der Ansicht, daß die Telepathie, das Fernempfinden, durch elektromagnetische Felder theoretisch über jede Entfernung hinaus ausgeübt werden kann. Dr. Thelma Moss, Professor für medizinische Psychologie an der Universität von Kalifornien, gab eine Schilderung der vergleichbaren amerikanischen Versuche. In seinen Ausführungen wies er darauf hin, daß sowohl die amerikanischen wie auch die sowjetischen Weltraumfahrer ein sehr großes Interesse an den außergefühlsmäßigen Übertragungen haben, weil diese es ermöglichen würden, im Falle eines Versagens der elektronischen Verbindungen mit den Astronauten in Kontakt zu bleiben.

Durch die in der UdSSR vorgenommenen Arbeiten wurde festgestellt, daß der menschliche Körper vier- oder fünfmal mehr Strom erzeugt, als für gefühlsmäßige Übertragungen auf weite Entfernungen erforderlich ist. In der Mitteilung von Dr. Moss berichtete ferner von telepathischen Verbindungen zwischen Mitgliedern der Universität von Los Angeles und anderen Personen in England (Entfernung: 8000 km).

An dieser Stelle möchte ich einen ähnlichen Versuch schildern, der sich im E. vorwiegend innerhalb des dritten Systems abspielt, und den jeder Leser ohne große Schwierigkeiten im Selbstversuch kontrollieren kann. Wenn ich einem mir fremden Hund begegne (ich bevorzuge hierfür Terrier oder Mittelpudel, während Teckel und Doggen überhaupt nicht ansprechen, bei anderen Menschen mag es anders sein), so verhalte ich mich bei diesem Experiment zunächst ganz normal, bis das Tier sich an meine Anwesenheit gewöhnt hat und keine Notiz mehr von mir nimmt, sich also anderweitig beschäftigt. (Diese Beschäftigung darf natürlich nicht stark reflexgebunden sein, z. B. Fressen bei starkem Hunger, Schlaf bei Übermüdung usw.) In entspannter Haltung gebe ich dann dem Tier meine gedanklichen Anweisungen: Ich lasse es ganz nach Wunsch in verschiedene Richtungen laufen und schließlich zu mir kommen, wobei die häufige Wiederholung immer bessere Resultate in bezug auf die schnelle Kontaktaufnahme zeigt. Das Ganze ist jedoch kein reines Befehlen, vielmehr eine Stimmungssache, die sich etwas schwer erklären läßt. Ich kommandiere nicht einfach gedanklich: Marsch, nach links! – vielmehr umhülle ich es gedanklich mit einer „Wolke von warmherzigen Empfindungen", wobei ich allmählich den ersten Auftrag (nicht Befehl) einschiebe, ich fühle „mit dem Tier den schiebenden Drang nach links in ihm". (Man kann sich durchaus in die Reflexabläufe eines anderen Geschöpfes hineinversetzen. Das beweisen z. B. in Bann geschlagene Zuschauer, bei denen sich die Reflexe der von ihnen beobachteten Geschöpfe regelrecht widerspiegeln.) Wenn nun keine starken äußeren Reflexe den Kontakt stören (plötzliche Geräusche usw.), so wird das Tier sehr bald nach links laufen, ohne einen Blick auf den Auftraggeber zu werfen; denn es wird ihm ja nicht klar, daß hier ein Fremdbefehl vorlag. Wurde der erste Auftrag ausgeführt, so ist die Übermittlung weiterer Aufträge ein Kinderspiel. Der Auftraggeber muß dabei lediglich ständig die „Sympathiewelle" fließen lassen. Ferner muß er darauf achten, daß sich die befohlenen Reflexe im Rahmen natürlicher Gegebenheiten halten. So ist es unmöglich, das Tier auf diese Weise sinnlos hin und her zu hetzen. Hingegen kann man durchaus normale Reflexionen (z. B. das Bodenaufkratzen oder Fellkratzen) mit derartigen Befehlen unterbrechen. Dieses Experiment führe ich gern Skeptikern als Beispiel einer einfachen Ideenübertragung von Gehirn zu Gehirn vor, wobei ich mir vorher die gewünschte Reihenfolge und die Arten der Richtungsänderungen aufschreiben lasse, z. B.: Tier soll erst nach links, dann zum Zaun, dann rechts, dann zur grünen Pforte usw. laufen. – Unterwegs mache ich mir mitunter den Spaß, mit dieser Methode über größere Entfernungen hinweg fremde Hunde von der Seite ihres Herrchens oder Frauchens fortzulotsen und zur Verblüffung ihrer Besitzer ohne jedes (sichtbare) Lockmittel zu mir kommen zu lassen. (Lüftet sich hier vielleicht ein Zipfelchen des Wunders um Franz von Assisi?)

In unserem Studio werden u. a. Reihenversuche mit Musiktherapie durchgeführt; denn zweifelsohne hat Musik als Reiz- bzw. Signalfaktor ihre wirksamen Entsprechungen innerhalb des dritten Systems. Über allgemein gültige Ergebnisse kann man im Rahmen einer derartigen Arbeit nicht sprechen, hier sei nur eines von vielen Ergebnissen erwähnt, die mit absoluter Sicherheit erzielt werden konnten: Praktisch unheilbar ist die Stuhlverstopfung. Ärztlicherseits kennt man nur die Verordnung von Abführmitteln (und das für den Patienten jahrelang), was natürlich nichts mit Behandlung, geschweige denn Heilung zu tun hat. Bei unseren Versuchen konnten wir nun zu unserer Überraschung feststellen, daß sich in allen Fällen, bei denen eine jahrelange Verstopfung vorlag (spastischer und atonischer Natur), bereits nach ein bis drei Behandlungen die Darmfunktion vollkommen normalisierte, so daß sämtliche Stuhlmittel, die z. T. seit

Jahren täglich genommen wurden, abgesetzt werden konnten. (Rückfälle traten in einem Zeitraum von bis jetzt 8 Jahren nicht auf. Warum auch? Die Normalfunktion ist schließlich für den Organismus das einzig normale.) Um welche Art von Musik es sich bei diesen Anwendungen handelt, möchte ich hier mit Rücksicht auf das Zartgefühl gewisser Musikenthusiasten nicht sagen. Gewiß, nur ein kleines Teilergebnis. Was es tatsächlich bedeutet, können nur die betroffenen Patienten ermessen. (z. Z. experimentiere ich mit Meditationsmusik aus buddhistischen Zen-Tempeln.)

Schon lange drängt sich wahrscheinlich dem geduldigen Leser eine Frage auf: Wenn die Russen so grundlegende Entdeckungen gemacht und auch offiziell anerkannt haben, zu welchen Ergebnissen gelangten dann deren Forscher? Da die Frage durchaus berechtigt ist, möchte ich kurz darauf eingehen.

Zunächst muß man sich vor Augen halten, daß es sich um grundlegende Faktoren handelt, die in allen wissenschaftlichen Bereichen ihr Gewicht haben. Das ist die eine Tatsache. Auf der anderen Seite wissen wir, daß wir im Westen – bedingt durch den Totalitätsanspruch des kommunistischen Systems – nur das erfahren, was die Regierung für richtig hält. (Für die Beschaffung und Übersetzung einer russischen Broschüre über klinische Versuchsergebnisse mit Hypnose mußte ich über DM 4000,- bezahlen. So geht es, wenn man ohne jede staatliche Unterstützung arbeiten muß.) Und da innerhalb der marxistischen Dialektik es überhaupt keine unpolitischen Faktoren gibt, ist das sehr wenig. Unter diesen Aspekten muß man die Tatsache werten, daß sowjetische Mediziner auf allen internationalen Kongressen mit ihren Vorträgen, Filmvorführungen und praktischen Demonstrationen neuartiger Verfahren immer wieder staunendes Aufsehen erregen. Und ähnliches gilt nicht nur für den medizinischen Sektor. Aber über den Weg, auf dem diese Erkenntnisse gefunden wurden, schweigt man sich aus...

In meinem Studio laufen Versuche mit einer elektrischen Apparatur, welche in Moskau hergestellt wurde. Es handelt sich um eine sogenannte Elektroson-Anlage mit der Fachbezeichnung ES 1 P. (Ich deutete bereits den Begriff des „Elektrovegetativen Trainings" an.) Mit diesem Gerät kann man elektrische Impulse auf die Nervenzellen der Großhirnrinde geben, um je nach Bedarf Schutzhemmungen im Sinne Pawlows und Speranskys aufzubauen und als bedingte Reflexe einzufahren. Den nicht abzuschätzenden Wert eines derartigen Behandlungsverfahrens – frei von allen Medikamenten – wird der aufmerksame Leser sofort begreifen. Auf die un-

Sinn und Unsinn in der Medizin

zähligen Behandlungserfolge bei den verschiedensten Krankheitszuständen möchte ich hier nicht naher eingehen, da dieses Buch nicht die Therapiemethoden des Heilpraktikers zum Hauptthema hat. Wichtiger erscheint mir folgender Sachverhalt:

Das Gerät hat zwei verschiedene Skalen, um in gleitender Form möglichst individuelle Stromfrequenzen geben zu können. Als ich bei Übernahme des Gerätes den Facharzt Dr. med. W., der es aus der UdSSR importierte, nach der unterschiedlichen Bedeutung der fünf Grobeinstellungen der Frequenzen fragte, konnte dieser mir nur Anleitungen für drei Frequenzbereiche geben. Über die anderen beiden Frequenzschaltungen habe ihm der zuständige Sowjetoffizier jede Auskunft mit der Begründung verweigert, für unseren medizinischen Bedarf seien die drei Schaltungen vollkommen ausreichend! – Hier sei nur gesagt, es lassen sich mit diesem Gerät Erscheinungen produzieren, deren Veröffentlichung nicht ohne weiteres verantwortet werden kann. (Allerdings muß man – will man diese Ergebnisse erzielen – die bekannten Grundgesetze der beiden Signalsysteme entsprechend virtuos handhaben können.) Einige kleine Andeutungen müssen hier genügen:

Alle Stimmungen der menschlichen Gefühlsskala lassen sich derart produzieren, daß wunschweise Euphorie oder Depression 24 Stunden nach erfolgter Behandlung einsetzen. Während der (vom sowjetischen Ministerium für Gesundheitswesen ausdrücklich garantiert unschädlichen!) Behandlung lassen sich Gefühlszustände der Schwerelosigkeit, der Schwerkraftverschiebung, der Entkörperung, der Desorientierung im Raume (Seitenverschiebungen usw.), der Auflösung des Zeitbegriffes usw. erzeugen. Mit anderen Worten, es treten schon während der Behandlung wahlweise jene Symptome auf, die wir aus den Schilderungen ekstatischer Mystiker kennen, aus den „Heiligen Schriften der Alten", aus den verschiedenen Yoga-Systemen mit ihren unterschiedlichen Stufen. Weitere Überlegungen seien dem Leser überlassen.

(Befürchten denn die Russen nicht, wird man fragen, daß wir dieses Gerät kopieren? Auf diese Frage erhielt Dr. W. die russische Antwort: „Auf dem Patentamt kann man auch die Formel für Kruppstahl nachlesen. Aber versuchen Sie mal, nach dieser Formel Kruppstahl herzustellen." Tatsächlich gelang bisher auch nicht der erfolgreiche Nachbau dieses Gerätes, denn natürlich wurden derartige Versuche unternommen. Außerdem können sich die Russen auf die Engstirnigkeit unserer Wissenschaftler verlassen. Inzwischen haben zwar einige Ärzte in der Bundesrepublik ein derartiges

Gerät erworben, aber man kann auf einem Bechsteinflügel mit einem Finger „Ein Männlein steht im Walde…" klimpern, oder beidhändig ein Klavierkonzert von Chopin spielen; dem Instrument ist das egal. Jedoch rechnen die Sowjets anscheinend auf unser „Männlein im Walde"!)

Damit aber sind wir endgültig bei der Heilkunst gelandet. Der Leser möge bedenken, daß z. B. in meiner Sprechstunde nur Patienten angenommen werden, die bereits vergeblich in fachärztlicher Behandlung waren. Da diese Patienten oft weite Anreisen zu mir haben, soll möglichst eine einzige Behandlung völlige Beschwerdefreiheit bringen. Dafür benötigt man Zeit, viel Zeit. Kunst heißt nicht nur Können. Heilkunst ist nicht nur – wie jede andere Kunstgattung – schöpferische Arbeit, sondern Dienst am Geschöpf und damit eine von vielen Formen des Gottesdienstes. Man lauscht auf die Hilferufe in der Ausdruckssprache des kranken (gekränkten) Geschöpfes und sucht den Rat des „inneren" Arztes im Patienten und im eigenen Herzen. Aber diese Form schöpferischer Tätigkeit läßt sich nicht im Rahmen einer Massenpraxis gestalten, in der Patienten nur Nummern, bestens noch „Fälle" sind. Man sage nicht, es liege eben im System unserer Gesellschaft begründet. Immer kann man innerhalb des Systems mitlaufen. Gerade unser Volk weiß das sehr gut. Jeder Doktor der Medizin kann jedoch auch außerhalb des Systems seinen persönlichen Weg gehen, wie ihn ausnahmslos jeder Heilpraktiker ohne Hilfe von außen gehen muß. Und heute gibt es bezeichnenderweise bereits ca. 5000 Ärzte in der Bundesrepublik, welche diesen Weg des „Außenseitertums" unter Verzicht auf die bequeme Krankenkassenversorgung gehen – aus Gewissensgründen.

Unter den Medizinstudenten einer bundesdeutschen Universität (ihr Name sei schamhaft verschwiegen) wurde eine Fragebogen-Aktion durchgeführt, bei der kein Student seinen Namen anzugeben brauchte. Das Ergebnis war bezeichnend und erschütternd: Nur 13% der Befragten gaben als Hauptgrund für ihr Studium den Wunsch an, anderen Menschen einmal als Arzt helfen zu dürfen. An der Spitze der Motivationen standen „Verdienstaussichten", gefolgt von „Standesansehen" und „weil ein naher Verwandter ebenfalls Arzt" sei.[39]

---

39. Achten wir darauf, daß derartiges Denken nicht auch in unserem Berufsstand Einkehr hält.

Und das wird sich nicht ändern, weil wir in einer Gesellschaft leben, in der Behandler, Arzneimittelhersteller und -Händler am besten verdienen, wenn es möglichst viele Kranke gibt; wenn jede Verschlimmerung des Zustandes eines Patienten noch höheren Gewinn bedeutet. Wie man das ändern kann? Ich weiß es nicht. Ich weiß nur, daß uns die „Staatsmedizin" in den Ostdiktaturen weit überflügelt hat, weil dort die menschliche Arbeitskraft der wertvollste Besitz des Staates ist. Aber das sind kommunistische Methoden. Wir sind eben eine christliche Nation. Sind wir es?

Fassen wir das Thema „Drittes System" in folgender Formulierung zusammen: Denken können (innerhalb des dritten Systems) heißt leben können, nicht in der primitiven Schau des körperlichen Gleichnisses, sondern in der gültigen Schau der reinen Idee. – Diese Formulierung aber ist – bis auf die Einklammerung – die klassische Formulierung für die Definition des Yoga.

Und jeder Mensch hat die naturgegebene Möglichkeit, die bereits vorhandenen Anlagen seines dritten Systems zu verfeinern und zu kultivieren. Die Mittel hierzu sind einfach und heißen Meditation, Kontemplation oder ganz einfach Gebet des Herzens. So ist es durchaus kein Zufall, wenn einer der berühmtesten Heilmagnetiseure Österreichs, Tetter, ganz offen sagt: „Magnetisieren kann man nicht am laufenden Bande. Ich kann es nur, wenn ich in der richtigen Vater-unser-Stimmung bin." Das ist die eigentliche Bedeutung des Christus-Wortes von dem „Himmelreich in uns". Und hierin wurzelt der große Auftrag zum Heilen in der Nachfolge: In den Fähigkeiten des Dritten Systems.

Diese Fähigkeiten jedoch lassen sich nicht allein mit Hilfe des Verstandes entwickeln, da es sich – wie bereits mehrmals betont – um eine höhere Funktionsqualität beider Systeme innerhalb einer Einheit handelt.

Ein indisches Sprichwort sagt: „Der Verstand ist der Drache, der vor den Toren des Paradieses liegt."

Nur wenn wir den Verstand aus seiner Herrscherrolle vertreiben und ihn zum willigen Werkzeug machen, zum Teil einer höheren Funktionseinheit, können wir im Ziele unseres Entwicklungsauftrages näherkommen. Alle Völker und Kulturen, die anders handelten, indem sie die Rolle des Verstandes überschätzten, verfielen der Degeneration und gingen unter…

Beruhigend ist die Feststellung, daß letztlich auch alle Erkenntnisbemü-hungen der Schulmedizin – wie das Beispiel Walkers *(siehe Seite 141)* zeigt – nur hinführen können auf das entscheidende Urprinzip: Gott!

Darum darf sich der Materialist nicht wundern, wenn er in der Sprechstun-de des Heilpraktikers plötzlich einer vollkommen anderen, ihm unver-ständlichen und z. T. sogar sinnlos erscheinenden Welt mit ihren eigenen Gesetzmäßigkeiten und Methoden gegenübersteht. Sie erscheint nur ihm sinnlos, weil er die für uns gültigen Naturgesetze nicht kennt. Aber kann man z. B. Chinesisch einen sinnlosen Singsang nennen, nur weil man die Sprache nicht versteht? Wir nehmen es ihm nicht übel, aber er möge ab-warten, um ganz objektiv den Erfolg unserer Arbeitsmethoden und damit die Wahrheit der von uns vertretenen Gesetzmäßigkeiten am eigenen Lei-be zu erfahren.

Auch für die Schulmedizin ist der Weg unabweichbar vorgezeichnet: Von Tag zu Tag muß sie wohl oder übel immer mehr Mechaniken „unserer" Welt als Wahrheiten entdecken, daraus erwachsen ihr neue Fachgebiete und dann erst wird sie die Einzelheiten unserer Ganzheitsschau erkennen und – wie stets annektieren. *So war es bisher und so geht es weiter.* In-zwischen wird aber auch der Heilpraktiker – wovon ich fest überzeugt bin – bereits wieder neue Ufer erreicht haben als Pionier auf dem Wege zu ei-nem vollkommeneren Leben…

Lassen Sie mich daher mit einem Wort von Daque schließen:

„Neue Wege werden geschaut, nicht begrifflich erwiesen. Sie selbst erwei-sen sich gangbar, wenn man auf ihnen die Dinge sinnvoll in neuer Aufrei-hung sieht. Dann spricht man von neuen Tatsachen, die man gefunden habe; und von da aus tun sich wieder neue Wege auf. So bleiben wir ewig Wandernde."